よみがえれ医療

アメリカの経験から学ぶもの

北浜昭夫

みみずく舎

刊行にあたって――北浜君が本書を書いた理由

このたび、畏友北浜昭夫君が、自分の永い滞米経験に基づいて執筆した本書『よみがえれ医療――アメリカの経験から学ぶもの』が刊行の運びとなった。医療崩壊に苦しむわれわれ日本の医療者が待ちに待った医療の提言書である。北浜君は、昭和四一年に東京大学医学部を卒業し、国立がんセンター勤務の後、米国にわたり、ニューオーリンズのチューレン大学で外科医として活躍してきた。その間、腹腔鏡下手術をはじめ多くの業績を挙げるとともに、現地の患者に多くの手術を施してきた。その一方で、米国の医療制度、医学教育に関しても強い関心を払い、これらを批判しながらも、わが国のこれらの制度に対して大きな影響を与えてきたのである。氏は、たびたび帰国して多くの学会や医師会などにおいて米国医療制度について優れた講演を続けてきた。小生の勤務する獨協医科大学でも、四年生を中心に講義を受け持っていただいているが、その鋭い語り口に学生は大きなインパクトを受けている。

第二次世界大戦後、わが国の医学がドイツ医学から米国医学に急展開したことは周知のことであるが、それに伴ってわが医療界が米国に「右へ倣え」する現象が続き、今日でも米国医療を金科玉条のごとく考え、これを無批判に鵜呑みにする医療界のリーダーも存在する。その結果、今日のわが国の医療崩壊をもたらしたのだということは反省せず、医師臨床研修制度にしても、包括医療（ＤＰＣ）にしても、米国制度の盲目的な直輸入が続けられ、わが国医療の混乱をもたらしている。このようなわが国の医療状況を、氏がどのように把握されているのかについても、第六章で簡潔に述べられているが、この点は改めて一書を著していただきたいと思っている。本書では、氏が三十年以上にわたって米国で実践してこられた外科を中心とする医療と米国の医学教育を中心として、一定の批判を交えながら詳述しておられる。現在の米国医療もそれ自体が病んでおり多くの矛盾点が内在することは、マイケル・ムーア監督の映画『シッコ』を観れば明らかである。保険会社に完全に牛耳られている米国医療がわが国の将来の医療であるとは思いたくないが、現実はそのように進んでいる。米国の医療経済が少なくとも弱者にとっては完全に崩壊の状況に至っていることはもちろんであるが、医療事故に関してももはや手がつけられない危機的段階に至っていることも確かである。わが国においても、弱者たる高齢者医療は瀕死の状況にあり、医師の過重労働によって医療事故は増加の一途をたどっている。これに対するメディア、国民の過剰反応によって、産科、小児科、外科系などは機能しなくなり、結局、国民医療のクビを締めつける結果となっている。今般、二〇〇八年八月二〇日に「福島県立大野病院事件」に歴史的な無罪判決が下った。ようやく国民も医療の重大さとその矛盾に気づき始めたようであるが、今後、米国医療に限りなく近づきつつあるわが国医療の将来を厳しく見つめていかねばならない。氏はこのあたりについても米国医療の矛盾点を鋭く抽出しながら、わが国の医療の未来について深い憂慮とともに重要な提言を試みられている。われわれはこのような現実を冷厳に観察し、本当に見習うべきところはどこなのかを鋭く判断して、わが国の医療に導入していかなければならないだろう。本書はそのような目で読んでいくと実に示唆に富む内容となっている。

では、氏がなぜこのように米国医療に関心を持ち、わが国の医療の行方に対して憂慮されるのであろうか。実は、最初に述べたごとく、氏は昭和四一年医学部卒業であり、インターン闘争、医局闘争を闘い抜いてきたいわゆる「闘士」であり、それ以来一貫して医療改革に携わってきたからなのである。われわれいわゆる「41組」は、医師国家試験を二度もボイコットしてインターン制度廃止を勝ち取ってきたという自負がある。ほぼ毎年開くクラス会でもいつも話題はこの点に集中する。確かにわれわれは、いわゆるエリート街道を振り捨てて、大学医局を飛び出し全国に散らばっていったのであるが、北浜君は実に米国ニューオリンズにまで飛び出し、自分自身の力で一流の外科医になった男である。学生時代ボート部で鍛えた体力を持って、強い意志の下に今日に至ったことを考えると心からの敬意を表したい。

本書は、以上のような事情から、氏の貴重な経験と鋭い観察そしてわが国の医療に対する提言を、一冊の書物としてまとめてもらいたいとのわれわれの考えを汲んで執筆されたものである。医療関係者、医学生はもちろんのこと、一般の方々にもぜひともご一読いただきたい良書であると信じる。

二〇〇八年八月　栃木県壬生町にて

獨協学園理事長・獨協医科大学学長　寺野　彰

はじめに

この本を書くに至った動機はいろいろありました。人間誰でも六〇歳を過ぎると、そろそろ引退を視野の中に捕らえているか、あるいはすでに引退をしている年齢です。自分の時間を持てるようになり、またはそれを作ろうとする努力をするようになると、今までの自分を振り返るようになります。私の場合もその年になると誰もが罹る「書きたい病」に感染したのかもしれません。

私が渡米したのは一九七二年です。

その頃日本で出会った先輩の中に、アメリカで十分な臨床訓練を経て日本でも専門家として活躍している先生方がいました。貧しかった日本からフルブライトなどの奨学金を得て、その当時光り輝いていたアメリカに渡り各自それぞれの分野で勉強をし十分な見識を身につけ、アメリカ人の友人を作り、日本に帰国してからも第一線で活躍していた人たちです。その中には、医学の領域で私の一生の師ともいえる方々もいました。そして、私も彼らと同じように勉強をしたい、彼らと同じ経験をしたい、もしできればその経験を日本の次の世代に伝えたい、と考えるようになったのです。

今の日本には、私と同じ頃にアメリカで勉強し、早くからその医療を日本にも取り入れようとした医師たちがいます。

彼らはその栄光の時期のアメリカ医療を知っています。医師が自分の職業に高い誇りを持ち、その提供する医療の質を維持するための研鑽を怠らず、「患者のため」を第一義としていた時代の医療です。お金がかかるのも無視できた時代でした。アメリカに渡った方の多くは、いわゆるアカデミックな施設、すなわち大学や大きな研究所に付随する場で研究を中心とした経験を積んでいましたが、アメリカの医療の強みはそのような場にはなく、一般の病院や診療所で働く医師や開業医と他の医療従事者の機能と質の高さにあったのです。そして、その質を維持したり向上させたりするための設備や教育には惜しみなくお金が使えました。

そのアメリカ医療の栄光に影がかかり始めたのはヴェトナム戦争の終わりからで、それに拍車がかかりマネージド・ケアに関連して医療経済問題が出始めたのは今から二〇年も前のことです。

日本では皆保険制度がしかれていますが、アメリカでは医療費の大部分は民間企業である保険会社や病院経営会社が担っています。例外といえるのは、老人や身体障害者を対象とし政府の外郭団体で管理されているメディケアや、低所得者の福祉のために各州ごとに運営されているメディケイドと退役軍人のための医療ぐらいでしょう。メディケアが作られた一九六五年は、黒人の公民権運動が始まり自由平等が叫ばれ始めた頃です。年をとれば誰もが平等に医療が受けられることは良いことだと考えたのです。

その頃の医療にはあまりお金がかかりませんでした。ＭＲＩはもちろん、超音波の機械もＣＴスキャンもなく、循環器の検査は心電図ぐらいの時代でした。将来、老人の数が今のように膨大に増え、それにかかる医療費も現在のように膨れ上がろうとは誰も考えなかったのです。

民間の保険会社も医療費の急増についていかれなくなりました。出来高払いの医療費の支払いを続けるために保険料を値上げしましたが、今度はその高くなった保険料を加入者が払えなくなって保険を止めるようになったのです。現在、アメリカ国民の二〇%近くが何の医療保険にも入っていない状態です。

今、アメリカ医療には統制経済の嵐が吹きまくっています。DRGとはDrug Related Groupの略ですが、日本でも厚生労働省が国公立の病院に取り入れようとしているので日本の医師にはすでにお馴染みの言葉になっています。ほかにもHMO、IPA、COBRA、HIPPAなど医療統制経済に関する言葉はいろいろあるのですが、前述のようなアカデミックな環境で良き時代のアメリカ医療を勉強した方々にはその辺の実感がありません。


一九七一年、当時のニクソン大統領は医療過誤調査委員会(Medical Malpractice Commission)を設け医療過誤の実態を調査させました。医事紛争の数が増加し、賠償額の高騰化にともない医療過誤保険料が値上がりしたのはこの頃からです。それと同時に医療過誤専門の弁護士も登場するようになりました。彼らは成功報酬制を導入し、原告は勝訴したときのみ賠償額の一部を弁護士に支払うという契約を結ぶので、医事紛争が容易に起こせるようになったのです。

医療過誤専門の弁護士の中には、原告すなわち患者の側に立つ弁護士だけでなく、医師を弁護する弁護士もいます。彼らは医師を弁護するだけでなく、医療過誤が起こっても裁判にならないように医療保険会社と一体となって医師を教育しています。

しかし、いったん訴訟になって負けてしまえば高額な賠償金を支払わなくてはならないのですから、医者が診療拒否をするケースもあります。その最初のピークは一九七四年から七六年にかけてだったのですが、その後もあちらこちらで頻繁に起こっています。また、医事紛争を起こされまいとして、いわゆるDefensive medicine——防衛的医療とでも言いましょうか——に奔り、「念のために」必要でないかもしれない検査をしたり治療をしたりする傾向も見られますが、それも当然のことといえるでしょう。

医療過誤に対する法律は各州ごとに違いますが、医療過誤保険料が極めて高額であることにはあまり差がありません。多くの外科医は毎年一五〇〇万円〔1〕以上もする掛け捨ての保険料を払っているのが実情です。これも医療費の高騰に繋がっています。

医療過誤の勉強をすることは、良い医療とは何かを学ぶ際の反面教師となります。いくらアメリカで勉強したといっても、多くの日本の医師にはこうした経験はありません。

私が東京大学医学部を卒業したのは一九六六年（昭和四一年）です。その当時は専門に入る前に一年間いろいろな科を回って一般医学の勉強をすることになっていました。これはインターン制度と呼ばれアメリカで始められたものです。アメリカの場合は教育理念も研修体制も経済的補助もしっかりしていましたが、日本の場合は制度を取り入れただけで実際には教育体制も確立されておらず、ただ働きの一年でした。

そして昭和四一年、インターン問題に対する不満が全国的に広がりました。この年、全国の医学部を卒業

〔1〕本書では原則として一ドル＝一〇〇円として換算しています。

した学生たちはインターンを拒否し、全国に「41青医連」と呼ぶ組織を作ったのです。東大病院は41青医連と研修協約を結び「自主研修医」と呼ぶ言葉ができました。その後インターン制度は廃止されましたが（アメリカでもレジデント制度に吸収され廃止）、卒業後の医者の訓練はまったくないがしろにされてきました。大学の医局制度には何の影響も与えなかったのです。そして今ここに厚生労働省主導の新たな研修医制度が始まり、日本の医療体系に大きな問題を引き起こしています。

いくらさまざまな問題が続出しているアメリカでも、その医学教育は依然として基本を貫き、新しい試みを導入しつつその目的「一人で患者を診られる医師を作る」を達成しているように思われます。そうして卒業し医師の免許を持っても、レジデントとして「専門医になるための研修」をする必要があります。

最近の経済的な問題や医療過誤問題の影響を無視することはできませんが、レジデント制度は全米専門医制度委員会の監督のもと何十年もの伝統があり健在と言ってよいでしょう。アメリカの医学教育や卒業後のレジデント制度を学び最近の問題を理解することは、現在の日本の医学教育と研修医制度に取り組むための参考になると考えます。

専門医制度のあり方も日本とはまったく異なります。アメリカではレジデントを終えて一人前の専門医になりさえすれば、一生自分の専門を続ける場、働く場があります。アメリカでは大部分の病院や医療施設はオープンシステムであり、医師は自分で病院を経営しなくても、既存の病院と契約をして自分の患者を入院させ、必要な他科の専門医と一緒に患者の検査や治療をすることが可能なのです。

病院がその医療内容を維持するために、アメリカではＪＣＡＨＯ（Joint Commission on Accreditation of Health Care Organization）という医療施設認定委員会が設けられており、標準医療を提供するための監督をしています。

アメリカの総医療費は国民所得の一五％以上を占めています。その上、大部分の医療が民間企業で行われており、医療そのものが巨大な産業となっているのです。そのため、政治的なロビー活動が盛んに行われています。

二〇〇四年のアメリカ大統領選挙の際、医療過誤の原告側すなわち患者側の弁護士の団体である法廷専門弁護士協会（Trial Lawyers Association）の民主党への献金額は際立っていました。この団体には当時の民主党副大統領候補ジョン・エドワーズも関わっていました。彼は若い頃、救急車を追いかけて患者の運ばれた病院に行き、患者やその家族と請負契約を結び交通事故や産業災害などの賠償金を取ることを仕事にしていたことから、"Ambulance Chaser"（救急車追っかけ屋）と綽名されたいわくつきの人物です。彼は、医事紛争の原告側弁護士としても成功を収めていて、六一例に勝訴し約一一四億円の賠償額を勝ち取っています。ちなみに、その六一例のうち三一例はお産の際に胎児に脳障害が起こったとして訴えたものだそうです。このような弁護士がもし副大統領になっていたらどうなっていたでしょう。

ＡＡＲＰ（American Association of Retired Persons）という団体は「六五歳以上を対象とした老人医療であるメディケアを受けられる人たちの権益を守る」が始まりの趣旨でした。経済的にも強く、また活動内容がリベラルで民主党寄りです。二〇〇四年の大統領選でも民主党のジョン・ケリー上院議員に肩入れをして多額の献金もし、イラク戦争反対の意見広告を出したり、同性愛者の権利の問題や妊娠中絶の是否について多くの会員の考えに反した行動をとったりもしました。二〇〇五年三月にはそれが新たに表面化し、問題になりました。

製薬会社も多くの献金をして自分たちの立場、権益を守ろうとしています。アメリカでは処方薬の代金は全額個人負担が原則で、特に老人の場合その額はばかになりません。最近ではインターネットでカナダ、メキシコ、ヨーロッパ製の薬を安く購入できるようになりましたが、製薬会社はそれを阻もうとしています。というのも、薬の開発には巨額の費用がかかる上、臨床試験を経て実際に使えるようになるまで一二年以上かかりますから、外国製の安い薬が簡単に入手できるようになっては困るのです。その上、医療保険会社はジェネリック（後発医薬品、いわゆるゾロ）の使用を条件にすることもありますし、前述のＡＡＲＰが薬価を引き下げるよう圧力をかけてくることも製薬会社にとっては頭の痛いところでしょう。

保険会社も選挙の結果ひいては政策の変更に神経をとがらせています。アメリカでは、なんの保険であれそれなしに生活することはできません。医療保険のほかにも、自動車保険、家の火災保険に洪水保険、それに最近有名になったところではハリケーンに対する保険というものもあります。こうした保険にアメリカの家庭が毎月支払う掛け金は、家計費に大きな影響を与えています。ところが実際請求する段になると、保険会社は何かと難癖をつけてきます。医療保険の場合には、もしそれで治療に齟齬をきたしても保険会社は患者から訴えられないように法律で保護されています。それに対し消費者組合などから文句が出ることはあっても、法律を変えるまでの動きには至っていません。それもこれも政治家への献金がものを言っているのです。

アメリカ医師会（American Medical Association）もロビー活動をしています。会長はもちろん医師で、専従なのですが、年俸は六〇〇〇万円以上になります。しかしアメリカの多くの医師は、彼らが自分たちの意見を代表してくれているとは思っていないようです。
私の住んでいるルイジアナ州選出のジョン・ブロウ上院議員は二〇〇四年に膵臓がんの手術を受け、その後で行われた選挙には出ませんでした。その代わり製薬会社のロビー活動をする会社に高額の年俸で雇われました。彼の議員としての経歴がその役に立つことは明らかです。

医療制度について、日本の厚生労働省はアメリカを何年遅れかで真似しています。ただ、医療の質よりも経済的側面を重視しすぎているように思われます。「医療事故を防止し安全性を考えながら、しかも経済的に効率良く医療を提供しなければならない」という相反する条件下で医療が行われているアメリカでの実情を知ることは、「日本の国民が受けることのできる一番良い医療とは何か」を考えるのに役立つと思います。

最後になりましたが、本書刊行にあたって、寺野 彰先生（獨協学園理事長・獨協医科大学学長）、寺岡 暉先生（前日本医師会副会長）、上田裕一先生（沖縄県もとぶ野毛病院理事長）をはじめ、東京大学医学部昭和四一年卒業の同級生の方々の御尽力を賜ったことを厚く御礼申し上げます。

二〇〇八年八月　ニューオーリンズにて

北浜昭夫

よみがえれ医療

――アメリカの経験から学ぶもの

目次

第1章　良い医者を作るために　1

その1　アメリカの医学教育　3

その2　アメリカのレジデント制度　16

第2章　医者の生活　35

第1章　良い医者を作るために

■良いお医者さんとは

私の母は現在九〇歳です。今は小児科医としての現役を離れ自分の行動すら不自由な生活を送っていますが、以前は亡くなった父と一緒に埼玉県さいたま市で開業医をしていました。

その母は私が東京大学に入学するときも、理科II類から医学部の試験を受けるときも、こう言っていました。

「自分の時間を一生懸命できるだけ使い、やればやるほど人が感謝してくれる仕事は医者だよ。ほかの仕事は敵を作るかもしれない。自分のやりたくない仕事もやらなければいけないかもしれない。自分の意見に反対する人がいるかもしれない。でも医者はね、医者として一生懸命全力を尽くしたことが患者さんやその家族に理解してもらえれば、たとえ結果が悪くても感謝されるかもしれない。医者として全力を尽くせば必ず患者や家族には納得してもらえるよ。私は本当に医者になってよかったと思ってるよ。」

医学部に行く、医者になる——その頃の私には母の言葉の大きな意味を本当に理解していたかどうか分かりません。この本を書くにあたり私が最初に考えたことは「良い医者とは何であろう？」でした。そこから医学教育や卒業後の研修のあり方が見えてくるのではないかと思ったのです。

それでは患者さんの側から見た好ましいお医者さんや良いお医者さん像とはどのようなものでしょう。次の言葉はアメリカの調査請負会社が患者の満足度を調査する質問事項から抜き出したものです。

「あなたのお医者さんは〇〇ですか？」

この「〇〇」の部分にいろいろな言葉が入ってきます。たとえば「思いやりがある」「面倒見が良い」「親切」などが入るわけです。さらには、「有能」「道徳的」「公正」あるいは「高度先端技術を持っている」などが加わってきます。

いったい、どんな教育や訓練をすれば、このような神様みたいな医者が作れるのでしょうか。誰だって自分はけっしてこんな人間にはなれないだろうと思うでしょう。ですが、アメリカでも日本でも患者やその家族は医者にそれを期待しているのです。

その1　アメリカの医学教育

■アメリカの医学教育の目的

アメリカの医学教育の目的は「一人で患者を診られる医者を作る」ことです。

新しい学生が入ってくるときや新しいレジデントがその訓練を始めるとき、教授たちはしばしば"3 A's"という言葉を口にします。これはAvailability, Affability, Abilityの三つを指し、それぞれ、「いつ何時でも連絡がとれること」「患者が気楽に話すことができ、思いやりがあること」「能力があること」を意味しています。

この短い言葉は医師の卵たちへの戒めであると同時に、「全人格的な医者に育ってほしい」という先輩医師からの願いも込められているのです。

■医学校への入学資格と入学試験

アメリカの医学校へ入学するには、まず一般大学（カレッジ）に入学して所定の単位を取り、学士の資格を得る必要がありますです。ですから、医学校に入る前の経歴もいろいろです。最近私の所に回ってきた学生は一人が工学博士の称号を持ち、もう一人はスペインのオーケストラで演奏していたプロの音楽家でした。アメリカで医学校（メディカル・スクール）に行くということは、日本では大学院に行くということと同じなのです。ロー・スクールに入って弁護士になることや、ビジネス・スクールでMBAを取得するのと同じですが、時間的にも経済的にももっと大変なことです。医者という職業は社会的な地位が高く、また収入もかなり保証されるため、医学校への入学希望者は多いのです。

入学のためにはまず、四年間の大学での成績の平均点数（GPA）と、全国共通の医学校入学試験（MCAT）の成績を、入学を希望する医学校へ願書と一緒に提出します。書類が整うと次に面接試験があります。

どの医学校も面接に最も重点を置いています。医者として必要なのは思考力なので、記憶力だけが試される入学試験は医学生の選択には不適当です。医者という職業は、患者を診察し検査の結果を調べ患者の状態を把握し、そして患者の病歴を読み過去の状態も考えに入れ、その上で診断をくだし治療していく、という思考活動が要求されるものなのです。

ですから面接試験でよく質問されるのが「なぜ医者になりたいのですか？」であり、「最近読んだ本で面白いものは？」とか「あなたの趣味は何ですか？」「カレッジでは何が専攻でしたか？」など、将来良い医者になれるかどうかを頭に置いて面接します。

面接官には教授だけでなく実際に学んでいる医学生なども動員され、受験者には同時に学校や付属の医療施設も見学してもらいます。

■Show and Tell

アメリカの子供は小さい頃から人前で話す練習をさせられています。

幼稚園や小学校では、週末に何をしたかとか家族の話などですが、学年が上がると何かテーマを決めて図書館で調べたり人の話を聞いたりして、クラスメートの前でその成果を発表します。そのときには、書いたものを読み上げるのではなく、参考になる展示物を見せながらプレゼンテーションをするのです。

カレッジでは何百ページにものぼる本や文献を読まなければならない場合もあり、卒業論文も書かされますから、医学生になる前から勉強をする訓練ができています。

■医学校の授業料

多くの学生はカレッジを卒業してから何か仕事をしていますから、医学校の授業料も自分で払っています。勉強が大変な上に授業料も高く、学生の間の収入は限られていますから、ローンを組まなければなりません。

アメリカ医学校協会の報告によれば、医学校を卒業するまでに医学生の八三%が借金を抱え、以前はその平均は九五〇万円でしたが、二〇〇四年の報告では一一五〇万円に跳ね上がっています。

■基礎医学の学び方

ようやく待望の医学校への入学がかなうと、まず基礎医学の勉強を始めます。カレッジで生物学などを必修として学んでいますから基礎はできていますが、やはり解剖学が最初の大きな試練となります。

私の先輩ですでに外科を引退した教授たちがボランティアとして解剖の手伝いをしています。三〇年も四〇年も外科の第一線で活躍した彼らはメスさばきも上手いし臨床との関係も教えることができ、学生にとって解剖実習を興味あるものにしています。

生理学や薬理学、病理学も臨床との関係で勉強させていますし、最初から患者を受け持たせてその診療の中で基礎医学も勉強させるプログラムを作っているところもあるぐらいです。

私のオフィスにはそうした授業の合間を縫って学生がやってきます。午後の数時間を外科の開業医である私と過ごし、外科医の生活や仕事を垣間見ていきます。患者の予約から診療報酬の請求、さらにはオフィスでの安全管理がどのようになされているかなどを学んでいきます。時には、患者の承諾を得た上で、そうした学生たちに診察の練習をさせることもあります。

USMLE-I

基礎医学は医療を安全かつ正しく行う道標のようなものですから大切なのですが、無味乾燥な記憶に終始しがちなので、臨床との関係で勉強させ、それをもとにした全国共通の国家試験があります。それがUSMLE-I（全米医師国家試験第I部）です。

これは医学部の最初の二年間にあり、これにパスすることが三年生になるための必須条件です。

■ローテーションによる臨床教育

USMLE-Iに合格したら、いよいよ臨床教育です。

「一人で患者を診られる医者を作る」ための基本は、ローテーションにあります。内科、外科、産科・小児科への三カ月ずつのローテーションが確立され、続いて救急部へ、家庭医のオフィスへ、精神科へと回っていき、さらに自分の将来を頭に入れたローテーションを組み入れていきます。

臨床の教育は患者を実際にレジデントと一緒に診療していく過程で行われます。朝早くに自分の受け持ちの患者を診察することから一日が始まり、検査の結果をまとめ自分なりの診断をつけ治療の方針を考え病歴に記載し署名します。学生の書いた病歴をレジデントやスタッフ（正式な病院の医師）が読んで添削をし、場合によってはさらに新しい病歴を書き加え署名します。こうして患者の病歴は経時的に誰が何を考えたかがはっきりと記載されます。

なお、医学生は毎日朝晩その日の患者のまとめを短時間でレジデントやスタッフにプレゼンテーションします。時にはよその大学から交換教授が来て質疑応答がなされることもあります。

各学生は一対一で指導を受け、回診をしながら臨床のやり方を学びます。患者との対話の仕方、患者の診察の仕方、検査のやり方と結果の読み方、放射線や内視鏡検査も患者と一緒に行き各専門の医者やレジデントから学びます。治療に関しても薬剤の処方の仕方やその薬剤の作用機序や安全性を学び、副作用の早期発見とその治療を経験していきます。点滴や採血の練習、胃管ゾンデや尿管カテーテルの挿入も学生のときから始めます。

これらのことは常にレジデントの監督下で行われますが、彼らの手足になって働いていて足手まといにはなっていません。そのレジデントも、上にいるチーフレジデントやスタッフの監督下にあります。

学生の医療行為

学生の行う医療行為には法律的な責任は直接にはありません。仕事がいろいろ与えられ、患者の診断や治療について考えそして行動する学生は常にレジデントの監督のもとにあり、学生の行動は常にレジデントによって裏付けされているのです。

臨床教育を受けている学生はすでにUSMLE-Iを通過していますので、その実力は日本の研修医と同等かそれ以上になっています。ですから、経験を積み重ねるうちにどんどん力をつけていきますし、彼らの積極性はレジデントの勉強にもなるのです。

病歴の書き方

正確でまとまった病歴を書くことが良い学生の条件のひとつです。診察の記録や検査の結果をまとめ患者の状態を把握し治療方針を立てることは判断力の養成にもなります。それを正確に記録に残すことが良い病歴なのです。そのための方法としてSOAPと呼ばれる病歴の書き方があります。

SはSubjectiveの略で、患者が何を訴えていたかをナースや家族からの話などを総合して書きます。この部分を書くのに必要な情報を得るためには、適切な質問をすることが要求されます。患者の病状についての大切な質問が抜けているときには、レジデントと一緒に回診する際に勉強します。

OはObjectiveの略で、客観的な情報を書きます。患者の血圧や体温、身体検査の所見、さらに血液検査などの臨床検査の結果、そして放射線や内視鏡検査などの報告のまとめを書き入れるのです。

AはAssessmentの略で、以上の結果から見た患者の状態のまとめをするのです。

Pは Plan の略で、Assessment の結論から患者の治療方針を立てます。

病歴の書き方について例をあげてみましょう。患者は一一歳の男子、穿孔性の虫垂炎の術後四日目の診察の後、医学生のひとりが次のように書きました。

S＝食欲なし、吐き気、下痢様の大便を少量排泄

O＝血圧九六／五八、脈拍一一五／分、体温三八・一℃。頭頸部異常なし、呼吸音正常、不整脈や心音異常なし、腹部膨満、腸蠕動（－）、白血球一万六八〇〇、赤血球・血小板正常、ナトリウム一三〇、カリウム三・一、……

A＝術後四日目、脱水症状と電解質の異常、腹膜炎か膿瘍の疑い

P＝輸液を変える、できるだけ早くCTスキャン

ここで学生はレジデントに質問されます。「術後四日目の患者が下痢様の便を漏らすように出すと聞いたら最初に何を考える？」「直腸診をしましたか？」「そのとき何を考えて診察をしますか？」。次から次へと質問が出されます。それらの質問はレジデント自身もチーフレジデントかスタッフに必ず聞かれることを予測しているものなのです。

学生は受け持ちのレジデントと一緒に母親に事情を話し直腸診をしました。その学生にとっては初めての直腸診で、患者は痛がりよく診察ができませんでした。ところがレジデントは、「ダグラス窩膿瘍」の診断をつけ、チーフレジデントに報告し手術の準備を始めました。ダグラス窩は骨盤の最深部で、膿のたまりやすい場所なのです。十分に輸液をし抗生物質の確認をし、その上で一応CTスキャンでほかに膿瘍のないことを確かめてから手術をしました。くだんの学生は全身麻酔下で直腸診をさせてもらい、実際に膿瘍を触れ

ることができました。その経験は一生残るものです。

アメリカでは、医学校を卒業しレジデントを終え一人前の専門医になっても、多くの医者がこの方式で病歴を書いています。

■臨床の経験を積み重ねるには

アメリカの医学校三年生はこのようにして二週間ごとにローテーションをし、次々とさまざまなレジデントやスタッフの下で学んでいます。

内科の三カ月間では、基本的な疾患として高血圧、糖尿病、心疾患、脳卒中、肝障害、腎不全、喘息や呼吸不全などの診断と治療を、患者を実際に受け持ちながら学びます。外科でも、日常的に見られる疾患として急性腹症やショックの診断と治療、胆石やヘルニアの診断と治療を繰り返し経験し、さらに選択で胸部外科、血管外科、小児外科、整形外科や泌尿器科などに回ります。

この段階ですでに学生は自分の将来を考えつつローテーションを組み、基本的な経験を得ています。

日本でも客観的臨床能力試験（ＯＳＣＥ）が行われ始めたようです。あまりにも学ぶことの多い医学教育の中で、基本的で精選された事柄を重点的に履修させる診療参加型の実習（クリニカル・クラークシップ）の前に医学生の能力を確かめるのがその目的だと聞いています。でも、たった一日の試験を課しただけで学生の本当の実力や能力を推し測れるのでしょうか。

小児科・産科へのローテーション

小児科では、「子供は大人を小さくしたものではない」という概念で勉強すると同時に、子供と接触させ、家族、特に心配な顔をしている母親とコミュニケーションを持つ練習をさせます。子供の発熱にどう対処するか、すなわち患者の年齢をも考慮した鑑別診断と治療は、「一人で患者を診られる医者を作る」際の重要な課題のひとつです。

かつての日本では、お産は産婆さんに任せるのが普通で、難産で死亡することもありました。経験のない医者よりも産婆さんのほうが分娩に関してはプロかもしれませんが、産婦や子供の命がかかわる問題には対処できません。ですから、医者が若いうちに分娩の経験を積むことは重要なことなのです。

アメリカの学生は産科のローテーションの際に五〇人近くの産婦を受け持ち、実際に自然分娩にたずさわっています。なお、鉗子分娩は医療過誤の恐れがあるので帝王切開にかかわっています。

家庭医のオフィスへのローテーション

アメリカの医療の中で忘れてはならないのが「家庭医」の存在です。後で詳しく述べますが、アメリカでは家庭医になるための教育研修を受けその専門家として開業している医者がいます。

医学生は、そうした家庭医のオフィス（診療所）へもローテーションの一環として何週間か行き、一緒に患者を診ます。そこでは医療の仕組みや、オフィス医療の安全対策や法律も勉強する機会が与えられます。

昼時になると、家庭医たちも自分の患者が病院に入院していますから学生と一緒に回診をし、医者のために設けられた食堂に行って他科の専門の医者たちと昼食をとります。

学生は自分の将来の姿をそこで見ることができます。「外科に行こうと思ったけれど整形外科のほうが羽振りが良さそうだ」とか「臨床病理の医者も結構生活ができるのだな」というふうに見てとれるのです。また、ジョークを言って笑わせる医者が「患者を紹介してもらえないか」と頼み込む姿もそこにはあります。まさに医療の中の生存競争を垣間見ることができるのです。

精神科へのローテーション

精神科の医者はアメリカの医療の中で大きな役割を担っています。

社会構造が複雑化するのに伴い人間関係が問題となることも多く、それによるストレスで精神科の診療所に駆け込んで定期的にカウンセリングを受けているアメリカ人はけっこう多いのです。特に自殺志願傾向、殺人的傾向、麻薬や嗜好薬品常用傾向の三つの領域では専門の医者の治療が必要になってきます。

アメリカでは、精神科の病気や問題を抱えている人を治療するにあたって、隔離するのではなく、できるだけオープンに普通に生活をしながら治療していくのが一般的なやり方です。そのため、それらの問題を理解し治療法を勉強しておくことは、すべての学生に必要なことなのです。

日本ではこれまで、統合失調症や躁鬱病といった精神科の患者は病院に隔離して一般社会から見えないようにしていました。しかし最近では、早期退院が勧奨される一方で退院後のサポートが不十分なこともあってか、精神病歴のある人による犯罪が報道されることも多くなりました。日本でもすべての学生が精神科のアプローチ法を実地で学んでおくことは、とても重要なことのように思います。

ＥＲ（救急部）へのローテーション

ＥＲへのローテーションについてアメリカの学生の多くは「大変だったけれど学ぶことが多かった」と言っています。

東京大学の同窓会新聞で、ある教授は救急医療を研修制度に加えることに疑問を呈していました。その大意は、「救急医療を二年の研修制度に加えることによって本当の意味での救急医療を行える人材が育つのかは疑問である。プライマリ・ケアとしての救急医療の研修はぜひ必要であるが、専門的な救急医療の研修を強調する必要があるのか。システムを整備しもっと多くの救急医療専門家を育てるべき」というものでした。

しかしアメリカでは違う考え方をしています。学生のときの救急部へのローテーションは、救急医療の基本を学ぶためです。簡単な止血、殺菌、縫合のやり方を教わり自分でもやってみます。時には胃管ゾンデの挿入、尿道カテーテルの挿入、静脈カテーテルの挿入などを任されることもあります。われわれ専門医から見れば日常のことでも、学生にとってはどんな小さな仕事であれ初めてやったときの喜びは大きく、大外科医が膵頭十二指腸の手術をうまくやりとげたときの満足感にも劣らないのです。

また、大きな外傷の患者が来たときの救急蘇生術を専門医がいかに系統立てて行うかを見学する機会も得られます。救急部のナースは特に訓練ができているのでナースからも多くのことが学べます。

救急医療は時間との戦いです。早く正確な診断をくだし治療にもっていくためには、一人ではもちろん無理で、多くの手伝いを必要とします。そのときの心得は、まず邪魔にならないことです。次に、手伝えることは何でもやることです。自分を救急蘇生のチームの一員として組み込んでいくのです。分からないことや疑問に思ったことは、レジデントに時間と余裕があればその場で聞くし、後で質問することもできます。逆にレジデントから、あのときなぜあれをやりこれをやったかという質問もされます。テレビドラマの「ER緊急救命室」はあくまでドラマです。ERの実際はもっと生々しく緊張感の連続です。毎日ぐったりとなりますが、学生にとって初めてのERは強い印象を与えます。

他の施設へのローテーション

医学生も最終学年になると自分の将来を考えてローテーションを組みます。これは後で述べるレジデントのマッチングプログラムの結果にも影響するからですが、場合によってはよその施設、それもよその州に行くこともあります。特に四週間のローテーションを組んで単位をもらえると、のちのちレジデント採用の選考時に有利になる可能性があります。

日本の研修医制度との比較

日本でも研修医制度が導入されました。

東京大学の同窓会新聞に、卒後研修の今後について、ある内科教授の話が載っていました。その中に「アメリカの研修制度は教育スタッフも多いしレジデントの数も非常に多い。東大病院は一二〇〇床で研修医は一八五人であるのに対し、ハーバードの病院では六〇〇床足らずで五〇〇人近いレジデントがおり、ナースの数も二、三倍である」ということが書かれていました。

彼はここで一体何が言いたかったのでしょう。ベッドの数が二倍で研修医が三分の一だから大変だ、ということでしょうか。ところが、アメリカの患者の在院日数の平均は五日未満です。日本の大病院では平均三〇日で、四〇日などというところもあります。ベッドの回転率は比較になりません。

アメリカの場合、医学部一年生のときから良い臨床医を作ることを誰もが考え、教え教わる関係が長い時間をかけて創りあげられています。医学校で最も大切なことは臨床を通じての医学教育であり、アメリカではそれに徹しています。アメリカの医学生のほうが日本の研修医よりもはるかに効果的に臨床経験を積み重ねています。最近はコンピューターを使いシミュレーションも利用できるので、レジデントと一緒にかなりのことを経験することができます。

■医学校の卒業

臨床の国家試験（USMLE-Ⅱ、Ⅲ）は後期の二年間に受験できます。年に二回全国共通で行われ、日本人が日本で受けることも可能です。この試験は、アメリカの学生にとっては日常やっていることの延長ですから合格率は非常に高いのですが、海外から受ける人にはハードルがとても高いといえます。

国家試験に加え、各学校では卒業試験も行われます。レジデントの申請用紙を提出し、すべての試験に合格すると、五月には卒業式を迎えます。ある年のルイジアナ州立大学の医学校では、入学者一八〇人のうち最終的に卒業までたどり着いた学生は一三六人でした。

その2　アメリカのレジデント制度

■レジデント制度の歴史

一九〇四年ウィリアム・ハルステッドは、イェール大学で非常に意義のある講演をしました。それはのちにジョンズ・ホプキンス大学の雑誌に「外科医の訓練（The Training of the Surgeon）」という題で発表されています。

その中で彼は、一九世紀末のアメリカの外科医の訓練の不十分さを指摘しました。その原因は旧式で不完全な徒弟制度にあり、手術の技術習得にも判断力の養成にも役立っていないというのです。このことは明治時代から綿々と現在まで続いている日本の医局制度の問題にも一脈通ずるところがあります。

彼はジョンズ・ホプキンス大学では新しい訓練法を取り入れると宣言し、組織立ったレジデント訓練制度を考案し実行しました。彼の下で訓練を受けた優れた外科医たちをアメリカ中の施設に送り、全国共通のレジデント制度を作らせたのです。それが現在アメリカで行われているレジデント制度です。

■レジデント訓練の目的

ウィリアム・ハルステッドの考えたような良い外科医を作る訓練の場は、今ではレジデント制度のもと「良い専門医」を作る場に変わっています。それでは「良い専門医」の概念について考えてみましょう。

アメリカのある外科雑誌に、「良い外科医であるためには」と題する話が載っていました。それは、われわれの属している職業団体や一般社会から見た外科の専門家がどうあるべきかを論じたもので、外科医としての適性や力量について六つの要素をあげています。

（一）「患者に対するケア」。医療は患者やその家族との意思の疎通を大切にすることから始まります。自分が専門とする分野の知識と経験を生かして患者の抱えている問題を速やかに解決する計画を立て、患者をはじめ誰もが納得のいく治療を選択しなくてはなりません。

（二）「十分な医学知識の維持」。そのために専門の学会が存在し、医者は自分の論文の発表のためよりも、新しい考え方や治療法を勉強するために学会に参加します。

（三）「学んだ知識を実際に応用しながら診療の中からも学ぶ態度を持つ」。昔から「患者から学ぶ」という言葉があります。私の三五年にわたる外科の経験でも、日常に流されていると診断技術の進歩や外科手術方法の変遷に遅れてしまいます。たとえば、腹腔鏡下の胆嚢摘出術は一九九〇年に私が日本で初めて日本外科学会で発表しましたが、そのときは多くの外科医の注目を浴びませんでした。現在私は腹腔鏡下で虫垂炎の手術も結腸の手術もしています。痔の手術も最近はＰＰＨと呼ばれるステープルで外来手術として行う場合が多くなっています。患者にとって一番良い方法を常に志向し自分の臨床に取り込める能力と努力が大切なのです。

（四）「対人関係と意思疎通の能力」。これが特に強調されています。すでに知られているように、現在の医療は個人プレーではありません。他の専門家との連係プレーや同僚の外科医との意思疎通は不可欠です。読みやすい分かりやすい病歴を書くことはもちろん、緊急事態のときにはポケベルや携帯電話で連絡をとりあい、各自責任感のある態度で臨むことが要求されます。

（五）「プロフェッショナリズムに徹する」。これは、自分だけが特別にすばらしい手術や治療ができると誇る（あるいは威張る）ことではありません。誰もが行う標準の診断・治療を踏襲し、しかも患者や同僚からその専門性と人間性が認められるように努力することを言っています。

（六）そして最後にそのまとめとして、系統立った診療体制を作ることのできる能力が必要であると言っています。責任感があり、プロとしての能力もあり、そして他の専門家とも協調して患者を診ていけるような医者を育てることが、レジデント制度の目的なのです。

■レジデントが始まるまでに

最終学年の医学生はレジデントの申請書をACGME、すなわち全米卒後医学教育認定協会（Accreditation Council for Graduate Medical Education）に提出します。そして全国一斉のマッチングプログラムを経て、それぞれのレジデント訓練の場が決定するのは毎年三月末です。

五月に行われる卒業式からレジデントの始まる七月一日までは自由時間です。五月と六月は結婚シーズンですから、レジデントの始まる前のこの時期に結婚する卒業生も多く見られます。医学部を卒業できるのは早くても二六歳で、この後数年以上のレジデント期間は自由時間が限られているので、この時期に人生の転機を迎える人も多いのです。

各施設は自分の学校の卒業生だけでなくアメリカ中のいろいろな地域や学校からの卒業生を取り混ぜて採用する傾向があり、多くの学生が新しいレジデントの場所へと大移動を始めます。

■全米卒後医学教育認定協会（ACGME）の役割

ACGMEはレジデントのローテーションとその訓練施設の監督をしています。レジデント制度というのは、単にレジデントの訓練をして良い専門医を育てるだけではなく、育ってくる各専門医の数を制限したり、逆に必要な数の専門医を確保するという機能も持っています。

アメリカでは、いくら自分で脳神経外科の専門家になるとか心臓病の専門家になりたいと思っていても、各科の総枠はすでに決められています。たとえば、私の属しているチューレン大学では脳神経外科には毎年一人しか入れません。それは、アメリカ全体で脳神経外科に入れるレジデントの数が決まっているからです。

ちなみに二〇〇三年におけるアメリカ全体のレジデントの様子を見てみましょう。アメリカ全体に全科で七九六八の訓練プログラムがあり一一万一〇四六人分のレジデント枠がありますが、実際のレジデントの数は一〇万一七六人で、九〇・二％の充足率です。各科にレジデントが均等に分散されています。各専門の領域で必要な医者を必要な人数分だけを訓練して、将来その道の専門家として働かせるというシステムが構築されているのです。

日本と比較して麻酔科、放射線診断科、精神科、臨床病理に多くのレジデントが所属していることが注目されます。彼らはレジデントを終えてその専門家になっても、十分に仕事があり生活をしていくことができます。さらに内科・小児科コースや・内科・救急医コース、内科・精神科コースなどがあり、レジデントが終わると両方の専門医試験を受け両方の専門医になることができます。

アメリカの医師免許は各州単位で発行されます。レジデント期間中はその州の医師免許を持っていなければなりませんが、先ほど述べたＵＳＭＬＥ－ⅠとⅡに合格すれば、各州によってその基準は異なりますが、どこの州の医師免許ももらえる資格が手に入ります。おおむね自分が訓練を受けた州でそのまま将来開業しています。ですから、各州ごとのレジデント充足率も大切です。多少のばらつきはあるものの、ある程度充足されています。

このようにレジデント制度は、良い専門医を作るだけでなく、その総数や地域への分散をも図ることができるシステムです。

■家庭医という専門医

先ほども少しふれましたが、アメリカには家庭医（Family Practice）と呼ばれる医者が存在します。この家庭医という言葉は、「専門医ではない医者」のことを指すのではありません。そのための専門のレジデント訓練を受けた上で、「家庭医」という専門医になって開業している医者のことをいうのです。

日本でも昔からかかりつけの医者が近所にいたものですが、アメリカの「家庭医」はこれとは少し違います。レジデントのときにいろいろの科を、その専門になる予定のレジデントと一緒に研修していくのです。

「それだけで本当に十分な経験を積めるのか？」という疑問が生じてくるのはもっともなことでしょう。しかし、ここまで述べてきたような教育法や訓練法を使い次から次へと患者を診ていくアメリカ方式のレジデント訓練を終えれば、一人前といってよい家庭医ができ上がります。しかもアメリカには、家庭医が専門医の意見を聞いて一緒に診断・治療を行うという体制ができていますから、心配する必要はないのです。

二〇〇三年には四七七の訓練プログラムで一万五〇五人の受け入れ枠があり、実際に九七八五人がレジデントとなっています。つまり、若い医者の一〇％近くが将来家庭医になっていくわけです。

■外科系レジデントの訓練

外科系すなわち脳神経外科、耳鼻咽喉科、泌尿器科、眼科、整形外科などを志望するレジデントは、全員が一般外科の訓練プログラムに組み込まれます。そこでは外科医としての常識を経験させると同時に、将来の同僚としてのチームワークを作る経験ができるのです。

一年目のレジデントは、朝早くから医学生を使って一般外科の患者の診断・治療に従事します。医学生のときに得た知識や経験だけでは十分なことはできませんが、自分の能力を振り絞り「絶対に間違いはしないぞ」という気構えで朝の回診に臨みます。

毎日一〇人以上の患者を受け持ち、何日かに一回の当直や外来担当の日にはさらにどっと患者が入院します。病歴を作る際には、学生のときと同じようにSOAPに沿った書き方をします。主訴、現病歴、既往歴、家族歴などを、その治療に関係してくるかもしれない病歴とからめてきちんと把握していく訓練が必要です。この仕事は学生の仕事になる場合もありますが、そこに見落としなどがあった場合の責任はレジデントにふりかかってきます。

耳鼻科や眼科志望のレジデントでも急性胆嚢炎や腸閉塞などの患者を受け持ち、一般外科志望のレジデントと同じようにその術前診断・治療には責任を持たされます。その代わり、一般外科志望のレジデントと同等に虫垂切除や胆石の手術を行う機会が得られます。

外科ではレジデントの二年目までに外科に不向きなレジデントは他の専門医のコースに移るよう勧告を受

けます。

■EBMによる訓練

EBM（Evidence Based Medicine＝エビデンスに基づいた医療）という言葉は、このごろは日本の医者も使うようになりました。"evidence"を辞書で調べてみると、「何かをするための証拠、根拠、あるいは明白に見えるもの」と書いてあります。それでは「エビデンスに基づいた医療」とは何なのでしょうか。

実は、それほど難しい大袈裟なことではないのです。われわれの日常の行動から医者の診療行為に至るまで、すべてエビデンスによるものなのです。

医聖と呼ばれたギリシャ時代のヒポクラテスは、彼なりのエビデンスに基づいて、彼が考えうる一番良い医療を実践していたのです。たとえそれが現在のわれわれの医療とは比べ物にならないものであったとしても、それが当時のEBMであったわけです。

今日のように医療が複雑になり進歩してくるとエビデンスにもいろいろあります。そして一人一人が自分のエビデンスを持っています。そこでアメリカ外科学会は、「今日ではあるタイプのエビデンスは他のタイプのエビデンスよりもより根拠のあるものである（Today, some types of evidence are more evident than other types of evidence.)」と言っています。

アメリカ外科学会は二〇〇一年にOffice of Evidence-based Surgeryを設け、最適な医療、効果的な医療、そして高度な医療を提供することを目的とした活動を始めました。その理由は、外科治療の安全性が病院関係者、政府、一般市民団体、そして診療報酬の支払い側から懸念されてきたからです。

レベル1

最高度の有意のレベルのエビデンス

1a) 同質で無作為に行われた多数の臨床試験を体系立てて検索した結果

1b) 単独の無作為に行われた厳密な信頼度を持つ臨床試験の結果

1c)「治療を行わない場合は死亡率100%だが，治療後は生存者がある」あるいは「治療を行わない場合は死亡者が存在するが，治療後は死亡者がゼロになる」ような治療結果

レベル2

多数の集団による試験、単独の群による試験、あるいは成果を求める研究などをまとめ体系立てて検討した結果

レベル3

多数の症例検討や単独の症例検討を体系立てて検討した結果

レベル4

症例を集めたもの、質の低い群や症例をまとめた報告

レベル5

生理機能に基づかず、基礎的研究や基本的原理にも基づかない、専門家の単なる意見

Oxford Center for Evidence-Based Medicine

表1 エビデンスの格付けと階級化

医者が自分勝手なエビデンスにより診療を行っても、理屈の上からはエビデンスに基づいた医療です。しかし、そのエビデンスは誰もが納得のいくものでなければなりません。そのために、少なくとも普通の医者ならばこのようにするであろうという医療を提供するためのエビデンスを確立しようではないか、それを学生、レジデント、さらには毎日臨床に従事している外科医にまで浸透させよう、と考えたのです。

そこの責任者であるスコット・ジョーンズは、「外科医が毎晩、毎週末、そして非番の日を図書館で過ごすなら、あるいはコンピューターを使って文献検索をするなら、臨床をするのにかなり十分なエビデンスを維持することができる」と言っています

EBMのやり方

EBMを実践するための四段階の方法がアメリカ外科学会雑誌に掲載されていました。

（一）まず、日常の臨床で遭遇する問題点を質問の形

として公式化します。たとえば「結腸がんの手術をしたときにドレーンを入れたほうがよいのかどうか」「ヘルニアの手術には抗生物質が必要かどうか」などです。

（二）次に、それに関連した文献の集中的な検索を行います。そのためには文献にあたる際のキーワードを選び検索をしますが、今はコンピューターが使えるのでとても便利になりました。

（三）文献が集まった段階でその取捨選択をします。ひとつひとつの文献はその持つ内容の信頼度に違いがあります。そこで、表1のような格付けをして信頼に足る文献のみを集約します。

（四）そうして得られた最適なエビデンスに基づいて情報を整理し、問題点に対する結論を導きだして、臨床に応用します。

たとえば、「乳がんの既往のある女性に更年期症状の治療としてホルモン剤を投与すると、がんの再発率が高くなるのか？」という疑問があったとします。これが上記の（一）です。次に（二）文献検索用のキーワード（乳がん、女性ホルモン治療、再発など）を設定して検索をかけます。そして（三）その内容を調べ信頼度の高い文献のみに絞りこみます。それらを検討することで、「選択的にホルモン補充療法を行っても問題はない」という結論（四）が得られるわけです。

レジデントの研修の一環として、日常よく見られる疾患の診断や治療法の検索を以上のプロセスで行い、最新の知識を確認する集まりを定期的に持っています。そのような勉強会（ジャーナル・クラブ）は、専門医になって臨床に進んでからも行われています。

診療ガイドラインとクリニカルパス

安全な医療、標準の医療、エビデンスに基づく医療を手っ取り早く学び臨床に応用する方法がいろいろと考えられてきました。診療ガイドラインやクリニカルパスもそのひとつです。

診療ガイドラインとは、それぞれの領域の専門家たちにより開発された診断や治療に対するプロトコル（臨床計画）、指針、アルゴリズム（解法手順）を指します。

クリニカルパスはその役割が少し異なり、患者の診療計画から食事、行動、退院後の指導までも含めた総合的な医療計画を時間を追って作ったものです。病院内での患者の管理を安全かつ有効に、しかも経済的に行うための要素が強いものです。

診療ガイドラインにしても、どこでそれが作られたかにより、安全で経済的な医療を行うための要素のほうが教育面の要素より強く出ているものもあります。国立衛生研究所（NIH）や疾病対策センター（CDC）のような政府機関による診療ガイドライン、アメリカ小児科学会による感染症の治療指針やアメリカ産婦人科学会による標準の治療方針のような専門学会による診療ガイドラインがあります。さらに、ランド・コーポレーションのような独立した研究機関によるガイドラインは、医療保険会社や連邦政府の老人医療保険（メディケア）にも利用されています。

TQMの概念と医療

医療を安全に行うのにはEBMだけでは十分ではありません。まったく同じ症例は二つと存在しないからです。患者の持っている問題は各自違うので、話を聞き診察を行い診断をつける作業を帰納的に行う必要があります。治療を行う過程でも患者によって異なった結果が出てきます。

そうしたことに対応するために、ＴＱＭ（Total Quality Management＝総合的品質管理）と呼ばれる概念が導入されました。これはエドワーズ・デミングにより工業生産における品質と経済効率を高めるために導入されたものですが、医療の面でも同じ考え方が導入され、患者の治療から教育や訓練にまで使われています。ちなみに、日本における一九六〇年代からの産業の躍進は、この考え方を取り入れ安くて質の良い製品を海外に売り出したことによります。アメリカも遅ればせながらその概念の必要性に目覚めたというわけです。

さて、レジデント期間中には多くの患者・症例に出会いますが、教科書的な典型的な症例はむしろ少なく、治療の効果もそれぞれ異なっています。普通の症例からどのくらい隔たっているか、すなわち偏差を把握した上で適切かつ迅速に対処することにより、治療の質を維持し早く治癒にもっていけます。これは医療費の削減にもつながります。

医療における偏差の形は、すでに知られている偏差と初めて起こったような場合とに分かれます。すでに知られている偏差とは予測できるものであり、たとえば術後の感染症のようなものがそれにあたります。いずれの場合でも、普通に考えられないような事態が起こったときには直ちに原因の究明を行い適切な対応をすれば、重篤な合併症も軽度で解消できますし、のちに起こるかもしれない医事紛争の対策にもなるのです。

ＴＱＭの概念は研修医やレジデントの教育訓練に欠かせないものといえるでしょう。

M&Mカンファランス

M&MカンファランスはD&Cカンファランスとも呼ばれ、一週間の死亡症例（mortality）や合併症発症例（morbidity）をその全手術症例のリストと一緒に報告するカンファランスです。合併症や死亡例は前述の「医療における偏差」であり、それにいかに対応したかが討論されます。主任教授とティーチングスタッフ・研究生・レジデント全員のほか、近在で開業している非常勤のスタッフの多くも参加します。

報告するレジデントは、まず簡単な症例報告を行い、その際の自分の判断と結果について述べます。もし同じ症例が起こった場合にはどのように対応したらよいのかがその中心になります。そこでの会話はすべてオフリミットで、くばられた印刷物も全部回収され外に漏れることはない代わりに、すでに起こってしまった不幸な結果から何かを学ぼう、同じことが二度と起こらないようにするにはどうしたらよいだろう、という考え方のもとに質疑が行われます。

以前はレジデントだけで判断をして治療をしていましたが、「大切な決定は患者の安全性から必ず受け持ちのスタッフに報告をし、同意を得なければならない」と社会からの要請や圧力がかかりました。現実にはレジデントの治療方針にスタッフが同意しないこともあります。スタッフの指示に従った結果として合併症が起こったり死亡につながったりすると、レジデントがM&Mカンファランスで報告しなければならず、しかも自分が同意しなかったやり方の責任をとらなければなりません。ひどい場合はその指示を出したスタッフは欠席し責任を回避することすらあります。そのような環境でレジデントが本当に率直に職業意識を持って正直に報告ができると思いますか？　本来は教育を目的としていましたが、なぜそんなことをしたのだと単に非難される場に終わってしまう可能性も出てきます。

三〇歳にならんとしている人間を訓練するのは大変なことです。自我の完全に確立している人間を叱りつけても、非難しても、昔の軍隊のように強制訓練をしても、その結果は知れています。単に知識を詰め込み手術の技術を教えただけでは良い外科医は育ちません。責任感のある医者を育てるのは難しいことなのです。

■私の過ごした外科レジデントの生活

レジデントの訓練期間中の生活を一言で言えば「慢性の睡眠不足と全身の倦怠感」です。特に私がレジデントだった頃の一般外科の訓練は、他の科のそれと比較し体力、気力、知力を最も要求されていました。同輩のレジデントとの競争もあり生き残りをかけねばならなかったからです。同時に、自己の能力いっぱいやることでできるだけ完璧な外科医になろうと誰もが考えていたからでもあります。良い外科医になれば将来も保証されていました。

アメリカに渡る前に先輩に忠告を受けました。

「北浜君、レジデントの間はとにかく睡眠不足が当然。もし時間があれば眠ること、五分でも一〇分でもぐっすり眠ること。仕事に追われ、いつ食事がとれるかわからないから、朝飯は十分にとり、いつでも食べられるときに食べておきたまえ。」

確かに最初の三カ月間は睡眠はほとんど取れませんでした。英語が分からずに仕事に時間が取られ、ミスをしないように他のレジデント以上に気をつけなければならなかったからです。

私がレジデントをしていたCharity Hospitalの食事はとても良くできていました。特に朝食はホテルのビュッフェのようで、昼も夜もフルコースの食事、さらに深夜にはその日の残り料理が食堂にあり、好きなだけ食べることができました。外科のレジデントのテーブルにはいつも専属の黒人のおばさんがいてサービスをしてくれました。正直に先輩の忠告に従い、夜昼なしの仕事の合間を見計らってできるだけ食事をとるように気をつけていました。そのおかげで体重が三カ月で一〇キロ近く増えてしまい、考え直したほどでした。

白衣は病院から支給され洗濯もやってくれました。顔なじみになると教授回診のときに着るワイシャツの洗濯もやってくれるようになり、時間のないレジデントが困らないようにしてくれました。当時は外科医である前に紳士であれと言われていましたので、いつも身だしなみに注意されていたのです。

ジュニアレジデントの頃は朝五時くらいに自分の受け持ち患者の回診を始め、朝食を食べながらチーフレジデントに報告をしていました。定例の手術は午前七時開始なのですが、自分の患者の手術でないときは図書館に行って、学生と一緒に症例に関係した文献のコピーを同僚の分までとったり、あるいは患者を検査に連れて行ったりしていました。また、前述のM&Mカンファランスや、グランド・ラウンドと呼ばれる外科全体のカンファランスの準備をする時間にあてたりもしました。

このグランド・ラウンドは症例報告に加え、レジデントの学会発表の予行演習や、総括的な演題を発表する場でもあります。よそから来た有名な教授が司会をすることもしばしばでした。症例報告や文献などをくばることはあっても、自分が発表する資料は頭の中に入れておかねばならず、書いたものを読み上げることは固く禁じられていました。

レジデントの期間にコピーした文献やカンファランスでの資料を全部まとめると、外科の本が一冊できるほどの量がありました。今はコンピューターの時代です。エビデンスに基づいた文献の検索が非常に楽に行えるようになりました。当時はとても時間を取られる大仕事だったのです。

仕事は大変でしたが、レジデントを終了した段階での私たちは一応外科医として知らなければいけないことは学び、やらなければいけない手術は経験し、専門医として活動できると確信できました。厳しい訓練による恩恵を強く感じたものです。ですから、今でも患者の状態によってはレジデントのときのように睡眠時間を削り患者のために働くことが当然であると思っていますし、実際にそうした医療を提供している外科医が私の回りにも大勢います。

■レジデントの仕事時間の制限＝週八〇時間制

レジデント時代は平均して週一二〇時間以上は働いていましたし、その状態は最終年のチーフレジデントの前まで続きました。その名のとおり病院の中に住んでいたようなものです。しかし、そのようなレジデントの労働環境が問題にされるようになったのです。

社会の変化により、昼も夜も週末も関係なく仕事をするレジデントの生活は普通の人間には受け入れられないものとなりました。レジデントの不満は徐々に高まり、それと同時に、そのような長時間労働をしているレジデントが行う医療の患者に対する安全性にも疑問が持たれ、レジデント自身の健康にも注意が払われるようになりました。

一九七四年、レジデントによる組合活動に対して「レジデントは病院の雇用人ではない」との判断がくだされ、一九七六年にはカリフォルニア州のシーダー・サイナイ病院の組合結成が拒否されました。レジデントの診療は医療行為であるものの、むしろ教育を受けている要素が強く学生の延長に近いと判断されたのです。アメリカの労働法により組合の結成に必要とされる四八の要件のうち三〇件までしか満たすことができず、いまだにレジデント組合は結成されていません。

しかし、レジデントの権益、生活を守ろうという動きの一環として、一九九六年にはHouse Staff Association が結成されました。七九六八のレジデント訓練プログラムのうち約七六〇〇がこの組織に加入しましたが、その要求は給料の増額ではありませんでした。レジデントの特典として、(一) レジデントとその家族への医療保険の支給、(二) 医療過誤保険への加入、(三) 託児所の設置、(四) 駐車場の配置とその安全確保、(五) 有給休暇、(六) 病院内での食事の提供などのほか、教育を十分に受けられるためにコンピューターや必要な本や雑誌を提供することなどを要求したのです。

このようなレジデントや医学生の動きは連邦政府や各州政府、それに一般社会からも支持を受け、全米卒後医学教育認定協会（ACGME）もついに動かざるを得なくなりました。

最初にレジデントの過労と睡眠不足が医療事故につながると大きく問題にされたのは、一九八四年にニューヨーク州で起きたリビー・ジオンのケースです。ジオンさんは一九八四年三月ニューヨーク市内のある教育病院に発熱・悪寒・脱水症状で連れてこられ、電話によるスタッフの指示で内科に入院することになりました。治療は譫妄《せんもう》状態と引き続き起こっている高熱状態に対する対症療法でしたが、心肺停止をきたし亡くなってしまいました。

死後の解剖所見では両側の気管支肺炎が見つかりましたが、それが死因かどうかが問題となり、特にジオンさんがふだん使用していた薬剤と病院で投与された薬剤の相互作用が示唆され、そのときのレジデントがそれを認識していたかどうかが問題になりました。さらにチーフレジデントやスタッフに連絡をとったかどうかも問題になり、そのレジデントが長時間働き詰めで極度の疲労が判断に影響を及ぼしたのではないかとの指摘もなされました。この事件は、ジオンさんの父親が有名な新聞の論説委員であり、しかも以前は連邦検事の職にあった人だったことから、なおのこと耳目を集めることになったのです。

事件が公になり、ついにニューヨーク州はアルバート・アインシュタイン医科大学の内科教授バートランド・ベルを中心とした緊急特別委員会を招集し、事態の究明を命じたのです。

このベル委員会（Bell Commission）は、レジデントの仕事に関して次のような勧告を出しました。

(一) 四週間の勤務のうち毎週平均八〇時間に仕事時間を制限する
(二) 当直は二四時間を限度とする
(三) 当直後は次の仕事時間までに最低八時間の休みをとる
(四) 週に一回、二四時間の仕事のない時間を得る

この勧告はニューヨーク州議会で法律として可決され、一九八九年七月一日より施行されました。しかし、このレジデントの健康に関する条例は初期には守られず、一九九四年と九七年には規則違反が公に問題として報告され、ついにニューヨーク州の保険部門は違反に罰金を科すようになりました。

そして一九九九年、夜の当直を済ませた循環器専門医のフェローが疲労のために交通事故を起こし死亡するという事件が発生しました。この問題に対する関心は全国的な広がりを見せて政府をも巻き込むことになり、疲労や睡眠不足によって起こる、医療提供者側の安全問題と患者側の安全問題を解消するのには、労働時間の規制が必要だと考えられました。

しかし問題はそんなに単純ではなかったのです。体力、気力、知力のあるレジデントほど自分の健康を無視しがちであり、体力の限界を超えることもあります。駄目なレジデントや怠け者のレジデントは決して過労や睡眠不足にならず、それで死ぬこともありません。多くの人が労働時間の規制はあまり役に立たないのではないかと考えています。

ところが二〇〇一年に職業安全衛生局に請願が出されました。それは長時間の仕事が原因の交通事故や精神障害、それに出産における合併症などについてでした。ついに連邦議会でこの問題が取り上げられ、患者と医者の安全と保護に関する法律が通過し、ACGMEは新しいガイドラインを作成しました。

外科レジデント訓練への影響

事ここに至り、レジデントの訓練に支障をきたすようになりました。特に外科系では、十分な手術経験もなく合併症の診療経験もないまま専門医になる者が出てきたのです。

外科の患者は手術後三六時間以内に、特に夜間にしばしば病態変化を起こします。このような仕事時間の制限があるために、レジデントが一人の患者を継続して看られず、手術中でも手術室から退室せねばならないのです。また、手術に伴う合併症を学ぶ機会も少なくなりましたし、特に判断力をつけることが非常に難しくなりました。責任感の養成と同時に早期に合併症の診断をつける技術を学ぶ機会が少なくなってしまったのです。

どの外科のレジデント訓練プログラムの責任者も、教育者である前にレジデントの働く時間の割り振りをするマネージャーになっているのが現状です。アメリカ外科学会に行っても教育研修プログラムをいかに組むか真剣に議論しています。レジデントを終了するまでに行う手術の件数は明らかに以前よりも減っています。それと同時に、外科を志望するレジデントの数も減少しています。教育病院にしても、以前のように働くレジデントが減り、逆にレジデントの受け入れを拒否するところも出てきています。

人それぞれ体力、気力、知力は異なります。それぞれに適応する専門を選び教育研修を受ける中で十分なカウンセリングを受け不幸な事故を防ぐ必要があるのは明らかですが、働く時間の制限がすぐに問題の改善に結びつくとは思われません。十分な訓練を受けていない専門医が世に出ていくことは、もっと深刻な問題なのです。

第2章

医者の生活

■専門医試験

規定の各専門医のレジデント訓練プログラムを修了したことをプログラムディレクターである主任教授が認めると、次は専門医試験が待っています。

筆記試験と口頭試験が行われるのですが、いつ、どのように行われるかはそれぞれの専門によって異なっています。たとえば、一般外科は筆記試験をすぐに受け、その後、口頭試験があります。整形外科や泌尿器科は筆記試験に合格した後、二年間一定の場所で臨床に従事し、その後で症例のリストを提出し、その症例をもとに口頭試験が行われます。

レジデントを終了した医者たちは専門医試験の受験資格があるということで、専門医に準じた立場で仕事をすることができます。

■専門医として仕事を始める

まずは契約

毎年、教育病院では六月三〇日から七月一日にかけて大移動が起こります。それまでのチーフレジデントは新しい職場を見つけ契約を済まし早々と部屋をあとにします。

「契約を済まし」と一言で言ってしまうと簡単なことのようですが、実は大変に難しい問題を抱えています。というのも、医者というのはアメリカの医療が抱えている経済問題の真っ只中にいるからです（第5章参照）。

どの病院も良いレジデント、良い医者を求めているのですが、その契約内容たるや過酷と言っても言いす

	専　門	平均年収
1位	整形外科医	3300万円
2位	放射線科医	3300万円
3位	循環器内科医	2920万円
4位	家庭医	1460万円
5位	内科医	1520万円
6位	一般外科医	2480万円
7位	消化器内科医	2500万円
8位	産婦人科医	2420万円
9位	麻酔医	3000万円
10位	泌尿器科医	2940万円

表2　専門医への求人広告の多い順とその広告している年俸の平均額

ぎではありません。たとえば、いつでも辞めさせられる条項がある、給料は抑えられる、ボーナスには差がある、経営には参加できない、休暇の条件や日数などにも制限があるなど、実に厳しいものです。なかには一年ごとの契約更改の場合すらあり、これでは将来設計を立てることも困難です。

このような過酷な契約を飲まざるを得ない裏には、アメリカでは多くの医療保険会社との契約がないと患者を診ることができないという事情があります。レジデントを終えたばかりのホヤホヤ専門医が単独でそのような契約を結ぶことは不可能です。家庭医の場合にしても、契約相手が病院ではなく保険会社だというだけのことで、契約内容が良くなるわけではありません。保険会社だって安い医者を求めているのです。

二〇〇四年の医者の採用状況を調査したある会社の報告によると、専門別で最も必要とされているのが整形外科医でした。それに続く一〇位までを平均年収とともに表2にまとめましたが、それも魚釣りの餌と同じで、実際の契約の段階になるとその数字がしぼんでしまいます。

医療のグループ化

私が仕事をしている地域では、整形外科、一般外科、産婦人科、泌尿器科、消化器内科、循環器内科は一〇〇％グループ化されていて、新しく開業することも、どこかのグループに入ることも不可能です。放射線科と麻酔科の医者もグループで仕事をしています。

また、各病院ごとに一つのグループが独占契約を結んでいるので個人で開業するわけにはいきません。以前、独占禁止法に抵触するとして訴訟を起こした麻酔科医がいましたが、連邦最高裁判所で違法ではないとの判決が出ています。

■アメリカで医療を受けるには

ホームドクター

アメリカの普通の家庭はホームドクターを持っています。女性は婦人科、子供は小児科、老人は内科や家庭医をホームドクターとしています。ふだん忙しく働いている人は家庭医を持たない場合もありますが、加入している医療保険の契約により指定された医者のリストがあるので、必要なときはそのオフィスに電話をして予約をとることができます。

多くの医者のオフィスは病院の近くにあり、検査センター、放射線診断センター、薬局、日帰り手術センター、眼鏡店や医療関係のユニフォーム販売店、ＡＴＭや銀行の支店などと一緒に、メディカルセンターとかメディカルプラザといった名称でまとめられた一定の区域や同じビルの中に同居しています。

頭痛、腹痛、風邪の症状、関節が痛い、食欲がない――いろいろな訴えで患者は医者のオフィスに行きます。医者の診察で風邪や胃腸炎ならそこで治療してもらえますが、たとえば胆石であれば外科専門医のオフィスに紹介されますし、呼吸困難や胸痛を訴えている場合は循環器や呼吸器専門医のオフィスに行くか直接病院に送られます。貧血が見つかれば、がん検診のために消化器内科を紹介します。

日本の医療は国民皆保険であるから医療へのアクセスビリティーが良い、といわれることが多いですが、風邪でも大学病院に行き「三時間待ちの三分診療」では、とても「良いアクセスビリティー」とはいえません。アメリカでは、患者の病状によってはその日のうちにホームドクターの予約診察を受け必要な検査や治療が受けられます。場合によっては検査センターに送られて超音波検査やCTスキャンもすぐに行われ、放射線診断の専門医がそれを読影して、その結果を紹介してきた医者に報告するので、必要な治療もすぐに開始することができます。

医学生やレジデントの教育・訓練を行う医療施設も、開業して専門医として仕事をする医療施設も同じレベルで、どこで行われる医療もアメリカの標準医療です。患者の側からすれば十分に信頼できる医療施設が近くにあるので、わざわざ時間をかけて大学病院へ行く必要はありませんし、逆に長い経験を積んだ医者たちの作るチームワークの医療のほうが信頼性が高いことを知っています。

特殊な治療のために「超」専門医が必要な場合には患者も遠くの施設に行くことを承知しますし、その際は自分のホームドクターが前もって紹介してくれ予約もとってありますから、「三分診療」ということはありません。

オープンシステムの病院

私がここで使っている「病院」という言葉の概念も、日本のそれとはだいぶ異なります。アメリカの病院施設は多くの場合がオープンシステムで、医者がその施設の経営をすることはほとんどありません。

病院は、株式会社化された病院経営会社によって運営される営利型の病院か、州、郡、市のような公共団体により運営される非営利型の病院に分けられます。

各病院は専門の医者が医療を行うのに必要な場を提供し、医者は入院治療の必要な自分の患者を適宜入院させます。直接オフィスから病院に送る場合もあるし、時間外の場合は医者が病院のERに行くことを勧めます。医者は自分でERに行き患者を診察するか、ER専門医に最初の診断を依頼します。そして、患者を適宜そのオープンシステムの病院に入院させ、継続して診療を行います。

■医者の診療報酬請求

医者の診断や治療に対しての報酬を請求するシステムも日本と異なります。それぞれの医者が専門医として提供した診療に対しての技術料を請求します。

病名が記号化されたICDコードと、治療法が記号化されたCPTコードを診療報酬の請求に使っています。一九八八年に老人医療保険（メディケア）の診療請求の際にそれらを使用しなければならなくなり、それに応じて保険会社も使いだしました。最近ではそれらを利用することにより電子請求が可能になり、コンピューターを使わなければ診療報酬の請求を受け付けない医療保険会社も出てきています。

■医者の収入

医者の収入は個々の技術を提供することによる収入であり、循環器専門医や消化器専門医の収入が高いのも、専門家として高度な技術を提供するからですし、腫瘍専門医はがんの化学療法を一手に引き受け仕事量が多いため、外科医に匹敵する収入があるのです。日本では数が不足している麻酔科医や放射線診断医の収入が高いことは注目すべき点でしょう。

特殊な医療施設を除き、外科医ががんの化学療法を恣意的に行い自分のクリニックに抱え込むことはほとんど見られません。そんなことをすれば、患者側から、なぜ外科医が化学療法を行いそのオフィスで何年も定期診断を受けなければならないのか、という疑問が発せられますし、保険会社などの支払い側からもその診療の妥当性に疑問が持たれてしまいます。

ここで忘れてならないのは医療過誤の危険度です。医療過誤の保険料はそのリスクによって高低が決まりますから、リスクの高い技術を用いる領域では保険料も非常に高くて、手取りの収入はかなり減ってしまいます。

それでも、おおむねアメリカの医者は他の職業と比較すれば満足のいく良い生活を送っています。経済的には、それまでの医学教育やレジデントの際のローンに加え、結婚費用、家族の生活費、子供の養育費、家のローンと、次から次へと借金ができますが、無理さえしなければ十分な生活ができます。

■開業医の仕事時間

開業医のオフィスは予約制で、多くは午後五時には終わります。患者が時間外に連絡をとりたいときには、オフィスに電話をすると留守番センターに転送され、二四時間いつでも医者に連絡をとることができます。

グループで開業している場合は当直の医者に連絡が行きます。専門医として他の医者の患者にも自分の患者と同じように応対することが必要ですが、実際のところ、知らない患者に電話で応対し、しかるべき指示を与えることは困難な仕事です。

多くの医者は週末の土日を交代で働き、さらに平日には一日か半日の自由時間を作っています。ゴルフやテニスあるいは魚釣りに使う人もいれば、やり残したオフィスの仕事をしたり、病院で病歴のまとめをしたり、レジデントや医学生の教育に使う人もいます。また、後で述べるように、奉仕活動に使う人もいます。

このように週四日半に加え、何週かに一回は週末にグループの医者として働くのが開業医の基本の生活です。さらに年に何週間かの休暇をとっています。

■医者の奉仕活動

アメリカ社会における大切な概念として、「フィランソロピー」があります。これは、貧しい人への寄付や援助などで示す人類愛、博愛、慈善を意味します。アメリカでは小学生のうちからその活動を始め、高校生になるとその活動内容が大きく評価されて大学受験の合否にも影響を与えるほどです。医学校への入試に際しても、フィランソロピー活動をやっていた受験生は有利です。

医者は社会的に尊敬される職業でもあり、多いとはいえませんが、医療以外の奉仕活動をしている医者もいます。私の回りにも、毎週教会に行きお祈りをして奉仕活動に参加する、良いアメリカ人の見本のような医者がいます。ある医者はこう言っていました。

「奉仕活動で得られる最も大きな報酬は、自分の知らなかった人々や自分が属していなかった社会の人々との友好関係であり、それらの人々からの愛です。」

また別の人はこうも言います。

「われわれは自分のやったことに対して良くやったかどうかの評価を受けることはありません。しかしそのような仕事からくる、人々に対する愛着や友好関係ができるとき、それが最も大きな贈り物なのです。」ある眼科医は自家用飛行機を購入して内装を手術場に変え、中南米の国々に飛んで行って無料で手術をしています。同じようにテキサスにいるある日本人の小児心臓外科医は、仲間を募り船を改造し手術のできる場所を作ってアフリカなどへ出かけています。

もちろん、そこで行える医療活動は、彼らが受けた医学教育や専門医の訓練そして日常従事している医療のレベルからすれば、はるかに不十分なものです。そのとき彼らに要求されるのは、忍耐強く投げ出さずに、自分の持っている力と必要な医療を最大限に提供する努力をすることなのです。

たしかに、アメリカの税制上これらの活動にかかる費用全部が収入から控除になり税金対策にもなってはいますが、そのスピリットは称賛に値すると思います。

■欠陥医（Disable Physician）

アメリカ社会では家族を大切にし一緒に何かをするようにしないと、すぐに家庭争議が起こり、離婚騒ぎにもつながります。家庭内のごたごたを翌日に持ち越すと仕事に響き、医療過誤の原因にもなります。また、毎日の緊張の連続は時に医者をアルコールや薬に走らせたりもします。

そういったことが続くと、「欠陥医（Disable Physician）」の烙印が押され、医師免許が一時的に停止されます。自発的にリハビリセンターに入院して治療を受け、更生したと認められれば免許は更新されます。

そこまではいかなくても極度の身体的情緒的疲労状態、いわゆるバーンアウトにおちいる医者はもっと多くいます。

ドラッグとアルコール

アメリカの社会問題が医者の生活を蝕んでいるのは事実です。アルコール中毒・薬の依存症はアメリカの大きな社会問題のひとつです。特に性犯罪や殺人などの凶悪犯罪にもつながりますので、医者が自分もそれにおちいらないようにすると同時に、それらと関わりを持たないように心がけないといけません。しかし、現実は違います。

薬は大きく二種類に分けられます。合法的なものと非合法なものです。マリファナ、コカイン、ヘロインなどが非合法なのはもちろんですが、医者の処方せんによって薬局で買える鎮痛剤や鎮静剤といった合法的な薬でも、本来の治療目的以外に使われるならば非合法になります。医者の名前と麻薬登録番号の入った処方せんが一枚いくらで街中で売り買いされているようです。

私の住んでいるニューオーリンズ市は観光都市です。以前はマフィアの大元締のいたところでもあり悪いことは何でもやられてきました。今でもドラッグは大きな社会問題です。それをめぐる殺人事件は毎日のように起こっています。最近経験したことですが、留置場に入れられていた患者が胸痛を訴えて救急に送られてきたので血液検査をしたところ、C型肝炎に加えヘロインとアンフェタミンが陽性でした。どうやら刑務所や留置場でのドラッグの売買は日常的なことのようです。麻薬摂取の疑いのある患者が来ると尿を採り薬剤のスクリーニングを行います。血清も最終検査のために残しておきます。これは事件の証拠品にもなります。刑務所や留置場から来た患者の扱いには特に十分に注意を払う必要があります。なぜなら、人権侵害を持ち出されて医事紛争となる危険度が高いからです。

医者が薬に手を出すケースとしては――合法的な薬が簡単に手に入るという事情もありますが――自分が使う場合と、金儲けのために売る場合とがあります。

金儲けの場合の手口のひとつとして、まずニセのペイン・クリニックを開設します。広告を出して患者を募り、診察はまったくと言っていいほどしません。ナースが記入する記録は全部同じ形式で、それらを病歴と称し管理しているのです。そして「患者」は、麻薬登録番号と医者のサインが入った「合法的な」処方せんを現金で買っていきます。最近摘発されたクリニックには二〇億円相当の現金が隠されていたそうですから、その根の深さと広がりには驚くばかりです。

もちろん、本当に痛みを訴えている患者を治療するためのペイン・クリニックも存在します。しかし、麻薬に毒されたアメリカ社会では少数派になってしまっています。これからは日本でもアルコール以外の問題が出てくることが予想されます。

■医療の代行・代診（Locum Tenens）

医学雑誌を読んでいると求人広告が目に入ります。日本の雑誌にも見られますが、アメリカでは医者が自発的に流動的に職場を変えます。自分に合ったより良い環境が見つかるとさっさと辞めて別の場所に移っていきます。そういった求人広告の欄の中に医療の代行・代診（Locum Tenens）があります。

この契約をすると、医師派遣会社の雇われ人になるので自分でオフィスを持つ必要はありませんし、医療過誤保険は契約する会社のほうで全部支払ってくれます。仕事の内容によって交通費や住居費などの支払いは異なりますが、時間単位で働くので一般のサラリーマンと同じように定時になれば帰宅できますし、契約期間が終わればおさらばです。

専門医としての資格を維持し医療過誤で大きな問題を起こしていない医者にとっては、仮の医師免許を州ごとに期限をつけて取ることは容易です。これも医師派遣会社が代行してくれます。好きな土地に行って好きな時間だけ働き、責任も限定され医療過誤の賠償金の心配もしないでよい——いいことずくめですが、最終的に自分のポケットに入るお金はわずかになります。

すでに引退の年齢であるがまだ少しは働ける医者、ひとつの場所で働くより違う土地で働きたい医者など、さまざまな人が応募してくるそうです。特にアメリカでは世界中の戦争や武力闘争に予備役の医者たちも駆り出されており、彼らの穴埋めをする医者の需要が増えているのです。

■生涯教育（CME）

十分な医学教育と専門医になる訓練を受けていても、医学の進歩と医療技術の変化は目覚ましく、毎日の診療に追われていると、どうしてもそれに遅れがちになってしまうのはいたしかたありません。しかし標準の医療から離れてしまってはならないという認識は誰にでもあり、「医者が一生、自己の医学教育に身を入れることは義務である」という概念が最近特に強調されています。

各州ごとに交付される医師免許証の更新にも、地方の医学会や専門医の学会の会員を継続するにも、またオープンシステムの病院のスタッフになるにも、CME（Continuing Medical Education）を毎年二〇時間とか三〇時間とかを修めなければなりません。そのコースはしかるべき認定機関から認められたものに限定されますが、昔のように講習会への参加だけでは十分ではなくなってきています。インターネットを使ったコースもありますし、専門誌の中にはCMEのセクションを設けているものもあります。

アメリカの税制ではこれらの学会や講習会への参加にかかる費用は全額が税控除の対象となります。飛行機代、ホテル代、食事代が含まれるので、休暇を兼ねてシカゴやサンフランシスコのような都会へ行ったり、ラスベガスやニューオーリンズのような観光地に家族連れで出かけたりするのです。

私の属している病院でも月に二回は講習会を開いています。ナースも参加することが許されていますし、むしろ奨励されています。演題によっては他のパラメディカルの人たちも出席します。もちろん参加は無料で、昼食時か、仕事の終わった頃に夕食付きで行われたりもするので、参加者も多いのです。最新の技術の導入は病院と医者の宣伝にもなります。

私はチューレン大学の臨床外科の教授も兼ねているので、時間の許す限り週に一回レジデントや医学生と回診をしたり、M&Mカンファレンスにも出席します。これにかかる時間もCMEに繰り込めます。

第3章

良い医療施設を作るために

■良い病院とはどのような病院か？

患者にとって良い病院とは、安全、清潔、検査や治療に時間がかからない、予約時間が守られる、医療従事者が親切丁寧、必要な検査や治療が可能、満足のいく救急医療が受けられる、そういう病院でしょう。

医者や医療従事者にとっては、安全で十分な医療を提供するために必要な器具・薬品・設備が整っている、信頼できる専門医がそろっている、などが良い病院の条件だといえます。病院がオープンシステムであることの良い点は、医者が病院経営に頭を悩ませずに済むということだけでなく、経済効率と良い医療の提供に齟齬をきたすような事態が起こったときに、医者が経営者の側ではなく患者の側に立てることです。

病院や医療施設の経営者にとっては、もちろん収益が高い病院こそが良い病院でしょう。といっても、単に金儲けには走りません。良い医療を提供し社会一般の受けが良ければ患者もたくさんやってくるので、医療の中身にはいつも気を使っています。

■ＪＣＡＨＯ（全米医療機関認定協会）

アメリカには、医療の質を向上させ普及し維持する組織としてＪＣＡＨＯ（Joint Commission on Accreditation of Healthcare Organization）があります。

ＪＣＡＨＯは非営利団体で、その使命・任務は、「医療機関の認定を行い、医療機関におけるその向上を図る作業を助けるための奉仕を通じて、公共に提供される医療の安全と質を常に向上させること」と謳っています。実際、医療の質と安全管理についてＪＣＡＨＯの要求するレベルは世界一高いもので、各医療施設がそれに合致しているかどうか評価・認定を行っています。

ＪＣＡＨＯは現在のアメリカの医療のあり方に対して、良きにつけ悪しきにつけ深く関わっており、その活動がアメリカ医療を統制してきていることは事実です。

ＪＣＡＨＯの歴史

ＪＣＡＨＯの歴史は、一九一〇年にアーネスト・Ａ・コッドマンによって提唱された、医療の結果を評価するための概念、すなわち「病院で治療を受けた患者のすべてを追跡しその結果が効果的であったかどうかを判断する。もしその治療が効果的でなかったと判断された場合、病院はなぜその治療が駄目だったかを裁定すべく努力をし、そうすることにより将来同じような患者の治療が成功する可能性がある」から始まっています。

一九一三年にはアメリカ外科学会がフランクリン・マーチンの提唱で設立されたのですが、コッドマンの概念は同学会の目的として、いち早く取り入れられました。さらに同学会は、病院の標準のあり方として最小限必要な体制を提唱し、一九二六年にはその概念を織り込んだ手引きを作りました。

第二次世界大戦が終わり一九五〇年代になると、医療の標準化が進み、三二〇〇以上の病院が認定されるようになりました。現在のアメリカ全体の病院数が五〇〇〇あまりであることを考えると、大きな進歩といえます。

一九五一年、アメリカ外科学会は全米病院協会へ働きかけ病院の資格標準化の仕事を移すことにし、その折衝が進むにつれてアメリカ内科学会やアメリカ医師会、カナダ医師会も興味を持ち、ＪＣＡＨＯの設立に参加することを希望しました（カナダはのちに独立）。

ＪＣＡＨＯの経験の深さと仕事内容の幅広さは、ほかに比較するものがありません。その評判のゆえに単に医療関係団体のみならず他の組織や機構、すなわち保険関係団体、立法関係や議員団体、そして消費者団体からも、ＪＣＡＨＯの活動が必要かつ有益であると広く認められるようになりました。

一九六四年には、認定に要する費用に調査料を請求し始めました。翌年には老人と身体障害者を対象としたメディケアが議会を通過し、その中でＪＣＡＨＯが認定した病院はメディケアの患者の受け入れに十分な施設であるとしています。

現在ＪＣＡＨＯの認定がないことにはメディケアの患者を治療できず、認定されないような施設は保険会社も契約をしなくなり事業としてやっていけなくなります。したがって、ＪＣＡＨＯの認定を受けるためには、いくら高額の調査費用を請求されようとも従わざるを得ないのです。

彼らはそれぞれの分野から卓越した知識を提供し、この独立した非営利団体は医療の質と安全管理について非常に高いレベルを要求し、各施設の評価・認定を行っています。

ＪＣＡＨＯの活動状況

ＪＣＡＨＯには、アメリカ内科学会やアメリカ医師会からの委員に加え、アメリカ歯科医師会や看護協会、六人の一般からの委員も加え、二九人の評議委員がいます。そして医療施設の現場調査のために、経験豊富な医者、ナース、医療管理者、医療技術者、心理学者、薬剤師、医療器具専門家、工学者、ソーシャルワーカー、その他の医療関係の専門家などが五〇〇人以上働いています。

医療の質と安全を保ち進歩・向上させるために、これらの慎重に選ばれた専門家たちが医療現場での調査を行います。さらに、患者や実際に現場で働いている医療従事者たちにその施設の良い点や問題点を一対一で面接し質問をします。

このようにして現在ＪＣＡＨＯは、小は開業医から大は総合医療提供組織団体まで約一万七〇〇〇の医療関係施設の認定を行っています。

ＪＣＡＨＯ認定の際の調査方法

認定のための調査にはいくつか方法があります。

通常の調査は定期的に行われ、日程を決めた上で前もってその施設に通知します。ＪＣＡＨＯの標準の手引きに従い、調査する対象の施設が、その施設内での医療の安全のための情報を把握しているか、患者の権利が守られているか、患者に対する責任の所在が明確にされているか、医療従事者が有能で適任であるか、その専門の訓練が十分に行われているか、などを総合的で一体化された信頼に足る方法で調査を行います。問題ありと指摘された部門には時間を限って改善することが施設に要求されます。

第二の調査方法は抜き打ち調査です。三年周期で全認定施設の五％を無作為に選んで行います。特別に選ばれた調査員が、多くの施設で認められた問題点や改善の必要な点について、それらの施設で調査を行います。

第三の調査方法は、患者や施設内の医療従事者による訴えに基づいて行われます。ＪＣＡＨＯへの訴えは、そのホームページや電話・ファックスなどを通じてできます。ある意味では内部告発ですが、内容を吟味した上で警告なしの抜き打ち調査をすることがあります。患者や医療従事者の安全は医療施設に要求される最も大切な要素のひとつと考えられているのです。

患者の安全が最優先

医療事故の予防には最も注意を払います。特に、新しい技術の導入時や複雑な治療方法などの監視に気を使っています。

もし不都合な結果や思いがけない事故が起きたときには、それらの報告に対し注意深く対応し、改善に心がけ、さらなる監視を行います。定期的あるいは抜き打ちで改善の程度を調査します。

医療検査センター認定証の発行

ＪＣＡＨＯが臨床検査の質を調べ始めたのは一九七九年からです。そして、一九八八年に議会を通過した臨床検査向上法に呼応して、法で要求されている水準に達した施設へ認定証の発行を始めました。

現在では、オフィスでの臨床検査から病院内の臨床検査部門、臨床検査専門センターなどの高度の検査施設も含め、二六〇〇以上の施設を調査していて、二年ごとに認定の更新をしています。

医療産業認定証の発行

アメリカ医療の特徴のひとつである営利医療企業の質の維持に関連して、医療産業認定証の発行もしています。

アメリカの民間医療保険の中にはマネージド・ケアと呼ばれるＨＭＯ、ＰＰＯ、ＰＯＳなどがあり（第5

章参照）、それぞれ提供する医療内容やネットワークサービスの拡大を図っています。ＪＣＡＨＯはそれにのっとった展開をし、その中心機構や施設に対する監視を厳しく行っています。

特に医療の質に関しては、利益を優先して質が犠牲にならないよう、傘下の医療施設の経営者や従業員、被保険者やそこで治療を受けた患者からの情報をもとに認定をしています。

特定疾患治療の標準化とその追跡調査

二〇〇二年になると、特定疾患に対する治療の内容を調査し、それに対する認定も始めました。それまでの医療施設全体に対する認定にかわるものではなく、補足的に行われ、慢性疾患に対する長期治療と予防の概念を導入しています。

気管支喘息、糖尿病、心不全、肺気腫などの患者に対して急性期治療を行う際には、長期の治療計画を含めた上での治療の開始が要求されています。たとえば、うっ血性心不全や心筋梗塞の患者に対してＡＣＥ阻害剤、ベータ遮断薬、アスピリンの投与を入院中から始め退院後も継続しているかどうか、肺炎患者の治療に肺炎球菌に対するワクチンが加えられていたかどうか、などについて施行率を算出し、その地域の他施設との比較をすると同時に、標準レベルに達しない施設に対しては改善の勧告もしています。

これまでのところ、それを理由に認定を取り消された施設はありませんが、将来どうなるかは分かりません。

訪問看護会社の認定

アメリカでは、不要な入院による医療コストの増加を避けるためと、退院後の治療を継続的に安全かつ質を維持しつつ行うために、訪問看護が営利企業として発達しました。JCAHOはこれらの会社に対しても監視と調査、認定を行っています。

日帰り手術のチェック

入退院が同じ日の手術治療は「日帰り手術」とか「外来手術」と呼ばれ、日本でも増えてきましたが、アメリカには独立した日帰り手術センターもあるくらい普及しています（第5章参照）。

「入院に要する費用を節約し、しかも必要な治療を提供する」のがその基本概念ですから、患者みずから日帰り手術を希望する場合もありますし、日帰り手術の場合のみ医療保険会社が支払いを認めるという病気も数多くありますから、総手術件数に対するその割合は急上昇し、今アメリカでの手術の半数以上が日帰りで行われています。

これは先に経済効率ありきですから、JCAHOが目を光らせるのは当然です。患者の即日退院が安全に行われたか、入院治療の必要がなかったか、退院後の患者の継続管理が適切に行われているか、などが調査されます。

安全な薬剤処方の書き方の指導

今アメリカ中の病院で、薬剤処方の書き方についての徹底したキャンペーンがJCAHOによって行われています。これは、投与法に誤解が生じないよう、薬の名前や処方の仕方の簡略化を避ける、というものです（第4章参照）。

たとえば、多くの医者は硫酸モルヒネ morphine sulfate を M.S. と略して書きますが、下剤の硫酸マグネシウム magnesium sulfate も M.S. と略します。したがって略さずに綴らなければ二種類の薬を間違えてしまうかもしれないというのが理由です。実際には M.S. に続いて「痛みの際に必要ならば」と付け加え、四時間ごとに筋肉内注射か静脈内注射かを指定して処方しますから、常識では間違えません。しかしナースや薬剤師の常識に任せるよりも、「はっきりと書け、そのほうが安全である」ということなのです。

さすがにここまでくると、医者や病院の側でも「ＪＣＡＨＯは少し行きすぎではないか」という声もあがってきています。

病院の質を保つために

第1章でも述べましたが、ウィリアム・ハルステッドがイェール大学で外科医の訓練について示唆に富む講演をしたのが一九〇四年でした。それからレジデント制度を作り上げる過程で、良い医者を作る場である病院の質が問題になってくることは想像に難くないと思います。

アメリカ外科学会は常にアメリカ医療の牽引車であり指導者でした。私がレジデントをしていた一九七〇年代でも、その指導医たちの自分の職業・専門に対する誇りの高さに吃驚したものです。ある指導医は「外科医である前に紳士であり学徒であるべし」とよく言っていました。

その倫理観、使命感を基調に多くの外科医が他の専門家を引き入れて作り上げていったＪＣＡＨＯという組織は、アメリカ医療を理解する際に大切であると考えます。日本にも似たような「日本医療機能評価機構」と呼ぶ組織があるようですが、良い医療を具体化させて行動する体制がＪＣＡＨＯのように作れるかどうかが問題です。形だけの真似で終わらなければよいのですが……。

■ＱＡ（病院内資質管理委員会）

もちろんＪＣＡＨＯの勧告がすべて正しいわけではありません。患者や医療従事者の安全や、ひとつの標準の医療を提供する場の概念を示唆するにとどまるだけです。しかしアメリカ中の医療施設がその活動を受け入れているので無視はできません。

各病院内にはＪＣＡＨＯに対応したＱＡ（Quality Assurance）を設けています。手術場委員会、救急部委員会、薬剤輸血部委員会、感染症対策委員会、それに外科系、内科系、産婦人科、小児科などの専門グループの会があり、ＪＣＡＨＯの手引きに応じた施設の状態を報告し、問題点を討議し、改善に努めています。

日本の医者に聞けば「なんだ、われわれのところにもそんな委員会はあるし毎月集まっているよ」という答えが返ってきますが、問題はその活動内容です。ＪＣＡＨＯによるマニュアルにのっとり「誰もが納得のいく安全な医療を提供する場としての病院像」を実現し維持するための委員会なのです。

■アメリカ心臓協会と高度救急蘇生術

緊急の事態が起こったとき、人間の頭はなかなか正常に働かず、それに対する訓練は火事や地震に対するのと同じように緊急医療においても必要です。

ACLS（高度心肺蘇生術）

普通の蘇生術は胸を圧迫し心臓のマッサージを行い口から息を吹き込み人工呼吸をしますが、ACLS（Advanced Cardiac Life Support）はそれに加え薬剤や電気ショックによる心臓への治療や気管挿管と人工呼吸器による治療を伴う高度の蘇生治療術を行います。ACLSについてはアメリカ心臓協会（American Heart Association）がガイドラインを編纂していて、日本でもそれに準拠したテキストがいくつか出版されています。

アメリカの病院内には患者の突然の心肺停止に対応できるチームが作られていて、そのような事態が起こると直ちに招集されます。と同時に、どの病棟にも、検査室にも、放射線科にも、もちろん救急部にも、クラッシュ・カートと呼ばれる心肺蘇生の一式が装備されていて、直ちにそれを開いて蘇生術を開始します。問題はそれが開始されるまでの時間であり、誰がそれを指揮するかです。心肺停止が長引けば、蘇生できる確率は急激に下がります。最初の一分、二分が大切なのです。アメリカではそれぞれの病院が講習会を開き、その講師は重篤な患者を扱う専門の訓練を受けたナースがなります。医者も講師になることがありますし、逆に講習生としてナースから講習を受ける場合もあります。私の病院ではナース全員が毎年その講習を受けねばならず、その現場にいるどのナースでも直ちに蘇生開始に入る体制ができています。

ACLSの訓練を受けたナースが開始した蘇生術は、蘇生チームに引き継がれ、その指揮をとる医者が責任を持ちます。その際、必ず一人のナースが記録係になり、行われた蘇生のすべてを時間を追ってデータとして残しておくのです。前述のＪＣＡＨＯは病院視察の際に、ＡＣＬＳが適切に行われているかどうかも調べていきます。

ＰＡＬＳ

「子供は大人が小さくなった者ではない」という概念に基づいた小児の救急蘇生術をＰＡＬＳ（Pediatric Advanced Life Support）といい、救急部はもちろん、小児病院や小児科病棟に勤務する医者やパラメディカルには必須のものです。

周産期医療、新生児ＩＣＵ、乳幼児ＩＣＵ、小児ＩＣＵの医療はそれぞれ特殊であり、その訓練を受けたナースなしに子供の医療を安全に行うことは不可能であると考えられているのです。

■救急医療とＥＭＴ

アメリカで組織的な救急医療システムを初めて取り入れたのはフロリダ州のマイアミ市で、一九六八年のことでした。それを州全体の事業として一九七〇年に最初に取り組んだのは、当時カリフォルニア州知事であったロナルド・レーガン元大統領です。彼は、外傷患者の現場での診断治療、その搬送と救急病院との連携、救急病院の標準化、救急医療専門医の教育訓練、ＥＭＴ（救命医療士）の教育訓練の標準化などを通じて、組織立った救急医療の概念を徐々に育てていったのです。

アメリカ全体に国民のための救急医療に法律的な考慮がなされたのは一九七三年で、そのとき救急医療にたずさわる医者以外の人たちの地位と資格を確立し、一九七六年には高度心肺蘇生術の訓練を始めました。

同年、アメリカ外科学会も外傷委員会を設置し、外傷患者に対する標準医療の指針を発表し、高度外傷蘇生術を進めることにより外傷系の医療体制を作りました。一九八〇年代に入ると、経済的な理由から連邦政府は救急医療システム作りから手を引き、州や都市単位の責任に委ねられることになりました。

アメリカの救急医療制度

アメリカの救急医療制度は各地域により異なり、救急隊は消防署に属すか、警察・消防に次ぐ第三の部門として運営されるか、あるいは私立（営利）救急会社によって行われています。

救急患者が発生したという連絡を受けると、EMTが現場に駆けつけます。患者のどこが悪いのかを調べ、できる限りの応急処置を開始します。さらに、救急センターの交換台を通してオンラインで結ばれた医者の監督のもと、酸素マスクによる補助呼吸、血圧や心電図の監視、自動体外ペースメーカーや除細動装置も使用して、患者を病院の救急部に運びます。

ヘリコプターによる患者の空輸も行われますが、一回の移送に二〇万円以上かかります。私のいる病院では、ヘリコプターを利用する救急体制を作るのに一五年前に一億円以上かかりました。年間の維持費用も同じくらいかかります。十分な数のパイロットと救急専門ナースを確保することは大変で、その訓練や機体整備の費用なども考えると、普通の陸上移送と比較して、五〇キロ圏内では差がないといわれています。日本とは交通事情が違うので単純な比較はできませんが、地域医療と施設のセンター化を考える上では検討すべき大切な機能のひとつです。

アメリカではEMTは定期的な訓練が義務付けられており、その訓練や教育は州ごとに行われています。

最近、都市部ではその上のレベルの「救急救命士（Paramedics）」が増えています。この資格をとるとACLS（二次救命処置）を行うことができます。

アメリカでは、人が多く集まる場所にはAED（自動体外除細動装置）が普及していて、たとえばアトランタ空港では五〇メートルおきにAEDが設置されています。また、アメリカの航空会社の搭乗員はAEDの訓練を受けており、実際に飛行中にAEDで命が助かった人が毎年何人もいます。

EMTの役割

救急医療は外傷系と非外傷系に分かれます。外傷治療の目的は患者の命を助け、その機能をできるだけ保存し、以前の状態に近づけることにあります。それには時間という要素が大切になります。どんな名医でも治療開始までに時間がかかってしまったのでは、患者の救命はおぼつきません。

しかしEMTは医者ではありませんから、医療を行うことは法律で禁じられているはずです。医者ではない者が医療行為を行う際の大切な要件は、「適切な治療」と「正確な治療記録」の二点です。非医師による医療行為は救急の名のもとにのみ可能となり、その質を保つ努力をすると同時に、治療の内容をオンラインで医者と連絡をとりつつその監督下に行ったことを示す記録を時間を追って書き残す必要があります。

外傷の治療は現場で（where）直ちに（when）EMTによって（who）開始され、何をどのように行うかは（what and how）、EMTの資格や訓練のレベルと患者の状態によって、救急センターにいる医者の判断と指導に従って行われています。

日本にも救急救命士の資格がありますが、あまりにもその数が少ないのが実情です。

救急医療とJCAHO

救急医療は医者と患者の関係が確立されないまま行われる医療であり、治療にかかる経費も高く、その予後も悪いことが多く、障害が残ったり命を落とすことすらあり、医療過誤の発生率も高いといえます。ですから、その治療体系をきちんと組織化することが必須なのです。

JCAHOは救急医療の分野でも大きな役割を担っています。その病院向け指導書の救急医療システムの項の冒頭には、「救急医療は資格のある人たちにより適切な処置が行われ、社会の要望に応じその病院のレベルに適した医療活動を行う」とあります。アメリカ外科学会の外傷委員会も病院をレベルⅠ〜Ⅲに分類し、それに応じた人員の配置、検査・治療を行うように指導しています。

■ナースやパラメディカルの質と専門化

アメリカの病院で医療を行っているのは医者だけではなく、ナースをはじめとするパラメディカルが大切な仕事をしています。患者の診断や治療に参加する各種の特別な役割を持ったパラメディカルなしに医療の質を維持することはできません。私が自分の入院患者のために使う時間はおそらく一人一日一五分ぐらいであり、残りの二三時間四五分の患者の治療は彼らに任されているのです。

ナースの教育と専門化

アメリカのナースは高等学校を卒業し四年制の看護学校に入りますが、最初に基礎の医学・看護学を学んだ後は病院でのローテーションにより臨床を勉強します。卒業するとカレッジの卒業資格が得られ、大学院に進む道もあります。日本にも看護大学を称している所がありますが、アメリカの場合は全部がそれにあたるのです。

ほかにもナースの仕事は専門化されたさまざまなコースがあり、病院ではそれらの特殊教育を受けたナースが働いています。たとえば、麻酔看護師（CRNA）は麻酔科医の監督のもとに麻酔をかけます。ICUやERで重篤な患者の医療を経験したナースが三年間麻酔看護学校で教育訓練を受け、手術で麻酔を担当するのです。前述のQAで仕事をしたりACLSの講師を務めるナースは、重篤患者治療専門看護師（CCRN）の資格を取得したナースが担っています。人工肛門のケアの教育を受けたナースはその技術を生かし創の手当てや介護の中心となっています。

その他のパラメディカル

ナースとチームワークを組む各種の療法士がいます。

理学療法士は術後患者のリハビリテーションの手助けをしますし、ICUでのレスピレーターの管理は呼吸療法士が行い、術後患者の呼吸療法にもたずさわっています。薬剤師は病棟にもやってきて薬剤投与の安全に注意を払っています。食事の内容をチェックするのは栄養士ですが、患者一人一人の栄養状態と食事摂取状況を定期的にチェックし病歴にその記載を残すだけでなく、必要があれば担当医に連絡をして栄養補給のプロトコルを作ります。

また、入院患者は全員、ケースマネジャーと呼ばれる経験のあるナースが入院の適応を調べ、退院の勧告や退院後の継続的な医療の計画作りを行い、早期退院を推進して無駄な入院費用を抑えることに貢献しています。

アメリカの患者は、これまで述べてきたように十分な教育や訓練を受けた専門の医者たちにより、安全に目を光らせている病院で、資格のあるナースやパラメディカルのサポートとともに、医療を受けています。しかし、それでも間違い――医療過誤は起こってしまうのです。そこで次章では、アメリカでの医療過誤に対する取り組みについて見ていきましょう。

第4章

医療過誤の問題

いくら良い医者になるための努力をしても、どんなに経験を積んだとしても、はたまた医療過誤というミスをおかしていなくても、患者が訴えれば医事紛争になります。まして訴訟好きと揶揄されるアメリカにおいては、医事紛争を避けて医療に従事することは無理な相談です。

ですから、医療過誤・医事紛争について学ぶことも、良い医療を提供するための勉強になるといえます。

その1　医療過誤の面から見た医療の歴史

■有史以前

有史以前にも医療といえるものが存在していたと考えられています。原始人たちが岩や洞窟の中に先鋭な道具を用いて描いた絵画の中には、毒蛇に咬まれた傷や蜂に刺された傷を切開して治療しているものがあります。

また、動物が本能的にやっていること——水につかって解熱を試みたり、ある種の草を食べて嘔吐を引き起こし体内の悪いものを排除したりすることなど——は人間も当然やっていました。外傷による出血を圧迫して止血するなどの行為も含め、これらの積み重ねが医術という形に発展していったのでしょう。

驚くことには、旧石器時代にはすでに穿頭術が行われていたようです。激しい頭痛や精神異常の治療として行われたと推定されますが、多くは手術のあと数日で死亡したようです。それでも中には長期生存した例もあり、手術創に治癒経過を示していたものもあります。これは医療過誤の最古例ともいえるのですが、医事紛争にはならなかったでしょう。

■古代

メソポタミアやエジプトは文明の発生過程に大きな足跡を残しました。医療に関しても古くからさまざまな記載が残されています。

ハムラビ法典

紀元前二〇〇〇年前後に現在のイラクのあたりのメソポタミアに栄えたバビロニア人は、人間の体の機能に関心を持っていました。その観察眼で患者の疾病を症状によって分類し、診断に用いていたようです。

紀元前一七五〇年頃のバビロニアの国王であったハムラビ（ハンムラビ）は、医療制度を初めて成文化しました。それが「歯には歯を、目には目を」で有名なハムラビ法典で、医療費や医療過誤にも言及しています。

「医師が青銅の小刀をもって貴族の重き傷を治療してその命を助けたとき、あるいは眼の膿瘍を切開しこれを助けたときは、貴族は一〇シエケル、自由民は五シエケル、奴隷はその主人が二シエケルを医師に支払うこと。また、医師が青銅の小刀をもって重き創傷を治療し患者を死に至らしめたとき、あるいは膿瘍を切開して失明させたときは、医師は自分の手を切断せねばならない」

英語の〈pay〉には「代金を支払う」という意味のほかに「報いを受ける」「償いをさせる」という意味がありますし、日本語の〈借りを返す〉は「恨みをはらす」ときにも使われます。仕返しを望むのは人間の性《さが》なのかもしれません。

エジプトの医療

エジプトでもパピルスに医学的な記載が残されています。

紀元前一五五〇年頃のエーベルス・パピルス（Papyrus Ebers）は有名で、婦人病や肝臓病についてや、便秘の診断と治療などが記載されています。その内容は現代医学からすると何ら根拠のないものですが、観察方法としては大切なことも述べられています。

七〇〇種類にも及ぶ薬剤の中にはヒマシ油、各種嘔吐剤、アヘン等の麻酔剤のように現在でも使われているものもある一方、豚の眼、子牛やライオンの血液、動物の糞などもあり、薬効がないばかりか害のあるものも含まれています。

現代でもサルノコシカケとか紅茶キノコなど、効果の不明なものにも高いお金を払う人がいますが、害がないかぎりは効果がなくても訴える人は少ないようです。

■ギリシャ時代

ヒポクラテス

小アジアのコス島で医者の家系に生まれギリシャで活躍したヒポクラテス（紀元前四六〇頃～紀元前三七五）は、父から医学の手ほどきを受け、近隣の都市やエーゲ海のあちらこちらで医術の腕を振るい、内科や外科を教えました。

ヒポクラテス学派の医者たちは迷信や魔術と手を切り、体系的に患者を観察して病気の原因を追究し、医者が患者に対し第一の責任を負っていると宣言しました。医の倫理性と科学性を重んじるその考え方は現代医神アポロン、アスクレピオス、ヒギエイア、パナケイアおよびすべての男神と女神に誓う、私の能力と判断にしたがってこの誓いと約束を守ることを。

この術を私に教えた人をわが親のごとく敬い、わが財を分かって、その必要あるとき助ける。その子孫を私自身の兄弟のごとくみて、彼らが学ぶことを欲すれば報酬なしにこの術を教える。そして書きものや講義その他あらゆる方法で私の持つ医術の知識をわが息子、わが師の息子、また医の規則にもとづき約束と誓いで結ばれている弟子どもに分かち与え、それ以外の誰にも与えない。

○私は能力と判断の限り患者に利益すると思う養生法をとり、悪くて有害と知る方法を決してとらない。

○頼まれても死に導くような薬を与えない。それを覚らせることもしない。同様に婦人を流産に導く道具を与えない。

○純粋と神聖をもってわが生涯を貫き、わが術を行う。

○結石を切りだすことは神かけてしない。それを業とするものに委せる。

○いかなる患家を訪れるときもそれはただ病者を利益するためであり、あらゆる勝手な戯れや堕落の行いを避ける。女と男、自由人と奴隷のちがいを考慮しない。

○医に関すると否とにかかわらず他人の生活について秘密を守る。

○この誓いを守りつづける限り私は、いつも医術の実施を楽しみつつ生きてすべての人から尊敬されるであろう。もしこの誓いを破るならばその反対の運命をたまわりたい。

(小川鼎三訳、出典：金沢医科大学 http://www.kanazawa-med.ac.jp/mic/rinri/hippocrates.html)

表3 ヒポクラテスの誓い

医学生が卒業する際に誓う「ヒポクラテスの誓い」はこれとは違い、原典の精神、考え方を、現代の医療に即して変えたものを使っている。アポロンはギリシャ神話に出てくる美しく男性的な神。音楽、医術、弓術、予言の神、また光明の神ともされ、太陽と同一視される。デルフォイの神殿で与える神託は古代ギリシャ人の生活を規定したほど有力。アスクレピオスはアポロンの子で、起死回生の術を行った。「アスクレピオスの杖」という蛇の巻きついた杖は医術の象徴とされている。(参考：http://www.bioethics.jp/hipo-j.html)

まで続いています。
「医学の父」とも呼ばれたヒポクラテスの言葉は、ヒポクラテス全書の中にあります。アメリカでは医学生が卒業するに際し「ヒポクラテスの誓い」（表3）を誓わせる学校が数多くあります。ヒポクラテスの倫理綱領は現代にも通じますし、医事紛争の際にもしばしば引用されています。

ヘレニズム文化

ギリシャの医療は、アレキサンダー時代（紀元前三〇〇年代）に入るとヘレニズム文化の一部として大きな発展を遂げました。血管結紮《けっさつ》術は四肢の切断を容易にし、麻酔剤としてマンダラゲ浸剤が用いられ、戦陣医学に大きな貢献をしました。

哲人プラトン（紀元前四二七〜三四七）はソクラテスの弟子で、アカデミアを開きイデア論を説きました。彼は「医者の行為は他の医者によってのみ評価されるべきである。なぜなら医者のみがその判断をくだすに必要な知識を持っているからである」と述べています。

アリストテレス（紀元前三八四〜三二二）はプラトンの弟子で、アテネで学校を開き逍遥学派と呼ばれ、その研究は論理、自然、社会、芸術のあらゆる方面に及びました。彼は「医者によって成された不良行為あるいはそうではないかと考えられる行為は、その医者の評判が悪くなり患者が来なくなるということによって罰せられるべきである」と言っています。

これらの考え方は医療過誤に対する基本概念として興味を惹かれる考え方です。

■ローマ時代

ローマ時代に入ると医療は奴隷の手にゆだねられるのですが、この時代の奴隷の医者とはギリシャ人の医者たちでした。時代が進むにつれて医者の身分も下がり、中世の暗黒時代へと向かっていきます。

■イスラム文化圏

西暦五七〇年にメッカに生まれたマホメット（ムハンマド）は医学を重視しました。彼の死後、サラセン帝国（イスラム帝国）はペルシアのササーン朝文化や東ローマ帝国の文化を吸収し、医学の面でもそれを発展させました。

当然のことながらその中には多くの誤りもおかしていました。たとえば「捺印粘土」と呼ばれる、エーゲ海の島で採れた粘土に羊の印を押したものを販売しました。これは、飲めば毒を排泄し病気を治し、傷に塗れば出血を止める万能薬として重宝されたのですが、何らかの治療効果を期待できるような代物ではありませんでした。

アラビア医学で特筆すべきは公衆衛生の面です。ペストは六世紀と一四世紀に大流行しました。六世紀のときは処置らしいことはほとんど行われませんでしたが、一四世紀の際は患者や看護人の隔離が行われたほか、寝具や衣類の消毒と焼却、港の封鎖など、多くの予防処置がとられました。

■中世ヨーロッパ

ヨーロッパでも一三世紀以降、アラビア医学の影響を受け医療制度が整えられ始めました。原則として大学卒業後の国家試験とそれに応じた医師免許がないと開業できなくなりました。

その一方で理髪師や湯屋が民衆の無知に乗じてヘルニアや結石などの手術を行い、多くの場合は失敗し、その責任を逃れるために逃亡を常とし、各地を渡り歩いていました。彼らのしたことは医療過誤というよりも詐欺行為と呼ぶべきもので、程度の低い広告を出し、偽造免許証を使い、怪しげな薬を売り歩いたのです。そのために外科医全体の信用が失墜してしまいました。

■近代

イギリスにおける医療過誤に対する取り組みの始まり

イギリスにおける最初の医事訴訟は一三七四年にKing's Bench（高等法院王座部）において執り行われました。患者は手に外傷を受けたと外科医を訴えたのですが、外科医は免責の判断を受け、次のような興味ある注釈が付いていました。

「もし外科医が自分で出来得るかぎりの十分な治療を行いその治療に勤勉に努力をしたのであれば、その結果が悪くても彼が悪かったとするのは妥当ではない」

その当時すでに外科医に対する医療過誤保険があり、「もし医事紛争の可能性のある症例が起こったら、直ちにしかるべき機関に諮問する必要がある」と記載されていました。

一四二三年、ロンドン外科内科合同学会は医療過誤に対する規約を草稿——当時は法律用語にはフランス語やラテン語が使われていたのですが、これは英語で書かれています——の中で、「もし外科医が非常に重篤な症例に遭遇した場合、三日以内に学会に報告しなければならない」と記していて、早くも危機管理の概念を述べています。

一五一八年にロンドン内科学会が設立され、その役割のひとつとして学会員が起こした医療過誤に対する正否の判断を下し、それに対する罰則も決められました。その当時法廷で交わされた多くの陳述が今でも残っていて、それらはのちに起こった訴訟の際に判例として引用されています［1］。

産業革命

一七六〇年代のイギリスで始まった産業革命にともない科学技術の開発が進み、医学もその恩恵をこうむりました。その水準も高まり、医科大学卒業試験に合格し医師免許を取得することが医療を行うのに必須となりました。そして、無免許の医者を退治する法律や規則が徐々に確立されていきました。

産業革命が引き起こした都市への人口流入と生活や職場環境の複雑化は人々の間に軋轢を生み、その結果新しい判例が次々と出されました。特に、その事例が意図的になされたのか不注意によって引き起こされたのかが「過失責任」の判断の際に大切になりました。

また、「慎重人準則（Prudent Man）」の概念が導入され、仮想的に普通の常識的な人間像を創り、そのような人なら通常このように行うであろうという行為を標準の行為とし、それぞれの判例の中で考慮するようにしました。

そして一九世紀の末までに、「過失なくして責任なし」という現代の法律の原理が確立されたのです。

［1］イギリスのような慣習法の国々では、「判決は類似の先例の結論に従う」ということが法的拘束力を持っています。これを「先例拘束の原則（stare decisis）」といいます。

□慣習法とローマ法

アングロ・サクソン系の法律で裁く医事紛争は、コモン・ロー（慣習法）によって判断がくだされます。つまり、以前に同様の判例が確立されている場合はそれに従い、確立されていない事例が起こった場合には、裁判所あるいは司法は自由にそれに対する判断をくだす権限が与えられます。

これに対してローマ法は、ひとつひとつの事例に対しては、それが元々決められていたかのような考え方をもって引用し判断をくだすのが通例で、日本の法律もその考え方をとっています。私の住んでいるルイジアナ州もナポレオン法典を土台としているのでローマ法を基本としていますが、アメリカの他の州はイギリスから来た慣習法にのっとっています。

□不法行為の概念

最初の頃は刑事法（Criminal Law）と民事法（Tort Law）は渾然としていましたし、今でも両者は重なり合う部分があります。簡単に言えば、刑事法では犯罪者を一般社会から隔離することにより公民の安全を確保することに主眼をおいています。

一方、民事法ではその不法行為の結果（すなわち被害者の受けた損害）に対して賠償を命じて当事者間にそれ以上の報復を起こさせないようにすることにより、被害者をなだめることを目的としています。その不法行為が故意か不注意かにかかわらず、感情的な要素をできるだけ排除して、実際にそれが起こった原因の責任の所在を明らかにし是非の判断をくだしているのです。

アメリカにおける初期の医事紛争

アメリカがイギリスの植民地から独立したのは一七七六年のことですが、一七九四年には早くも医事紛争の記録が残っています。クロス対ガスリーの判例です。

ガスリー医師は患者の乳房切断手術を行いましたが、患者は苦しみながら三時間後に死亡したという事例の裁判でした。当時の麻酔が十分でなかったことは容易に考えられますし、手術の技術も稚拙であったことでしょう。判決では「稚拙で患者を無視した治療」を理由に一四〇ドルの罰金刑がくだされました。

アメリカでも一九世紀の中頃までに医療過誤の判断として先例によって是非を判断する慣習が日常化され、過失は不法行為であると考えられるようになりました。

一七九四年の初めての医事紛争から一八六一年までの間に二七例の訴訟が外科医に対して起こされました

よきサマリア人の法理

他人を救助する者の責任を軽減する不法行為法の一原則で、聖書に出てくる、困っている人に同情して援助する人の話に由来して、こう呼ばれます。

コモン・ローのもとでは、一般人は他人を救助する義務を負いません。しかし、救助に着手した者はその状況に応じた注意を払って行為をする義務を負います。「よきサマリア人の法理（Good Samaritan doctrine)」は、その救助行為を勧奨するために、救助者は救助の結果について重大な過失がなければ責任を負わないとする取り決めです。

アメリカのほぼ全部の州に、この種の責任軽減を定めた法律があります。救助者の無謀な行為によって被害者のおかれていた状況がさらに悪化したのだと立証できないかぎり、被害者は救助者の責任を問うことができないとされているのです。

が、その一例一例の判決の要旨や陪審員の判断が先例となり、それらの積み重ねがアメリカにおける医事訴訟やその他の過失から発生した不法行為に対する法的判断として定着し、次第にイギリスのそれから離れていきました。

西部劇などでみられるように、ホテル経営者、郵便局員、薬剤師、弁護士、鍛冶屋などは公衆の前に出ることが多いため頻繁に問題を起こし、外科医に対するのと同じように不法行為の訴えが起こされていました。アメリカの民事法の中でこれらの判決が過失に対する取り扱いの法律として次第に確立されていったのです。

その2　アメリカにおける医事紛争増加の背景

一九七〇年代、医療過誤に対する訴訟件数は急激に増加しました。その原因としては、訴訟で勝ったときに得られる賠償金の額が非常に高くなったことと、弁護士が成功報酬制を導入したため訴訟が容易に起こせるようになったことがあげられます。そして、医療過誤をはじめとする不法行為に対する訴えを手助けする弁護士――Plaintiff Attorney あるいは Trial Attorney と呼ばれます――の数もそれにつれて急増しました。

ベトナム戦争を境にアメリカ社会は大きな変化を遂げることになりますが、医者と患者の関係もそれまでとは変わりました。CTスキャンのような新しい機械や、抗がん剤、抗生物質などの新しい薬剤の開発は、医療の内容を進歩・発展させたと同時に、テレビや新聞・雑誌などマスコミの影響もあり、医療に対する人々の期待度も高めました。つまり、自分の受けた治療になかなか満足してくれなくなったのです。その上、アメリカの裁判制度の特徴である陪審制度は、時代の流れが民主的になるにつれ、原告に有利に働くことが多くなりました。

■ニクソンによる実態調査の影響

一九七一年、当時のニクソン大統領は医療過誤調査委員会を設け、医療過誤の実態を調査させ、医事紛争に対する保険金や医療にかかる経費の上昇の実情を報告させました。

一九七三年にその調査の結果が報告されて実態が明らかになると、大手の保険会社は医事紛争に対する保険業務を取り止めてしまいました。すでに医療過誤保険なしには安心して医療を行えない時代に入っていましたので、多くの困った医者や医療機関が診療を拒否したり診療内容の制限をしました。

特に産科では、生まれてきた赤ちゃんに何らかの障害が見つかると、それは医者の責任だとして高額の賠償金を請求されるようになったため、医療過誤保険料が特に急上昇したカリフォルニア、ニューヨーク、フロリダ、イリノイの各州では分娩を拒否する医者が増えました。かといって病院の救急部に行ってもそこでも拒否されるため、大きな社会問題となったのです。

連邦政府はそのような実情を把握すると、その責任を逃れるために医事紛争を連邦政府でなく各州の民事法にゆだねるように計りました。

この時の危機状態は、保険料の低下、医事紛争の判断に対する見直し、賠償金の制限などの導入により、各州ごとに差はあったものの少しずつ落ち着きを取り戻しました。これを"Tort Reform"と呼びます。

たとえば、ルイジアナ州では一九七五年に賠償金の上限を決めました。これを"Cap"と呼び、一件あたり五〇〇〇万円に抑えられています。同時に州の外郭団体として医療過誤賠償補填基金を設立しました。この基金への加盟料を支払った医者は、賠償金の自己負担額は一〇〇〇万円が上限で、残りは基金から出る仕組みになっています。

現在に至るまで医療従事者側と原告弁護士側は州単位で各議会に働きかけ、少しでも自分の側に有利な法改正を行うように多額の献金をしています。

■インフォームド・コンセントの概念の導入

説明を受けた上での患者の同意、すなわちインフォームド・コンセント（Informed Consent）の概念が判決に導入されたのは一九五七年のことです。それにより、医者を一〇〇％信頼して医療を任せるというそれまでの概念に疑問が投げかけられることになりました。

それ以前にも患者の同意が争点となった裁判として、一九〇五年のプラット対デイビス、一九一四年のシュレンドーフ対ニューヨーク病院の二件がありました。この二つの裁判で原告側は、

「自由な政府のもと自由な市民の最も大切な権利すなわち人格がおかされない権利は守られなければならない」

「なんぴとも、成人であり普通の精神状態であるかぎり、自分の体に何かがなされるかどうかを決定する権利がある。そして患者の承諾なしに手術を行った外科医は暴行の罪に問われるべきである」

「身体を完全な状態に保つ権利は民主主義社会では不可侵である」

と主張しました。

それに対して外科医の側は、医の倫理、ヒポクラテスの誓いを持ち出し、医者の役割を強調したのです。しかし、その当時の社会や裁判官の患者の権利に対する認識は薄く、患者側の「患者の同意なしの手術に対する疑問」に対して外科医側の「患者の健康を守るためには慈悲深い者の介在が必要である」という父権的温情主義（パターナリズム）が認められました。原告側は負けはしたものの、ここで提示された「患者の権利を守る」という原理は、のちにインフォームド・コンセントを導入する際の大切な概念となりました。

一九五七年、スタンフォード大学が被告となった裁判（Salgo vs. Leland Stanford Jr. University Board of Trustees）の判例において、初めてインフォームド・コンセントの概念が導入されました。

この訴訟では、患者は大動脈閉塞を疑われ血管造影を施行されたのですが、その結果不可逆性の麻痺が起こりました。それはまれにしか起こらない合併症でしたが、術前にその可能性が患者に説明されていませんでした。

判決の中で裁判官は「本来きちんとした様式に記載されるべき必要な事項が患者に知らされずに治療が行われたということは、医師の患者に対する義務の不履行と考えられる」さらに「インフォームド・コンセントを得るためには、考えられるすべての必要な事実を患者に明らかにする必要がある」と述べています。

患者の人権と権利が社会的に認識され、医療過誤を考える上の大きな要件となってきたのです。

■絡み合う思惑

今や医療過誤や医事紛争は法律と政治が絡んだ社会問題、経済問題であり、単なる医療の質の良し悪しを争うだけのものではなくなっています。

二〇〇四年のアメリカ大統領選のときには、医療に関する議論があちこちで聞かれました。特に医事紛争についてては、その増加が医療過誤保険料の高騰をまねき、医事紛争となる恐れがある患者の診療拒否にもつながり、社会問題になりました。また、医事紛争にならないよう、必要とは思えない検査や治療を行うこと（防衛的医療）が医療費の増加につながり、経済問題も引き起こしました。

製薬会社に対する集団訴訟はその経営を困難にし、同時に製薬会社の大統領選挙における献金額は莫大なものとなりました。

医療保険会社も弁護士のグループや製薬会社のグループに劣らず熱心にロビー活動をしています。医療保険の変遷とともに保険会社の提供する医療に患者が満足しなくなり、医者や病院を標準以下の医療だといって訴える事例もありましたが、保険会社はそのような場合にも免責される法律があります。社会一般の側からの強い圧力にもめげず、保険会社は政治家へのロビー活動と献金活動により、その法律の改変を今でも阻止しています。

本書の冒頭でも述べたように、二〇〇八年のアメリカ大統領選挙を前に予備選で撤退した民主党のジョン・エドワーズは、かつては、警察無線を聞いて事故の情報を得ると救急車を追って病院に駆け込み、患者や家族に相談を持ちかけ賠償金の取り立てを代行していました。また医事紛争でも六一件の訴訟を手がけ、一一〇億円以上の賠償金を勝ち取ったという経歴の人物です。こういう経歴だと日本ではマイナスのイメージが勝ってしまうように思えるのですが、アメリカでは成功者として評価してもらえるのです。

その3　医療過誤の発生とその分析

歴史的には医療過誤は、「過失なくして責任なし」の考え方で他の民事事件と同じように扱われていました。ところが、インフォームド・コンセントの導入とその考え方、すなわち「患者の医療に必要と考えられるすべての事実を患者に明らかにする必要がある。それを知らせずに医療を行うのであれば、医者の患者に対する義務の不履行と考えられる」が医事紛争を複雑にしました。

適切な医療を患者に提供することは、医者の義務のひとつです。ところが患者の病状は千差万別で、誰ひとりまったく同じということはありえません。その上、人間の体は年齢とともに衰え、最終的に死を迎えます。

医療というのは建築会社が家を建てて大工がその修理をしたり、自動車会社が車を作り修理工場で部品を取り替えたりするのとは本質的に異なります。「適切な医療」と一言で表現しても、ある患者にとっては適切と思われる医療は別の患者にとっては不適切かもしれず、それぞれの医者の経験や考え方によっても変わってきます。特に一九七〇年代以降、急速に新しい技術や機器、新薬が使われるようになり、患者の受けた医療が適切であったか否かの判断はますます難しくなってきました。

適切な医療であったかどうかの判断をくだすには、「標準の医療（standard of care)」という概念が必要になります。認定された医学教育とレジデントの訓練を経て専門医としての資格を持つ「普通の医者」を想定し（前述（七五頁）の Prudent Man の概念)、そういう医者が行うのと同程度の知識、経験、技術、それに医療に対する熱心さが現実の医者に期待され、それらから大きく離れない医療を行うことを「標準の医療」と呼ぶことにしたのです。

その標準の医療から外れるとき、医療過誤が発生します。

標準の医療を行うためにアメリカでは一九世紀末からいろいろな改革を行ってきました。その結果が今の医療体制です（その基本構造はここまでの章で述べました）。それでは、標準化された医療のもとで引き起こされた破綻、すなわち医療過誤とは、いったいどのようなものでしょう。

医療過誤の起こったケースを分析してみると、

（Ⅰ）医療に直接関係する理由による場合

（Ⅱ）医療に直接関係はないが、医者と患者やその家族との人間関係、感情の介入する事情による場合

の二つに大きく分けて考えることができます。

■医療過誤の発生とその分析（Ⅰ）医療に直接関係する理由による場合

医療過誤が医療に直接関係する理由による場合としては、

（一）誤診、診断の遅れ

（二）薬剤投与の誤り

（三）医療記録の欠落や改ざん

（四）インフォームド・コンセントに関係する事情

（五）不適当な手術や治療

（六）妊娠や出産時における不適当な治療などがこの範疇に入ります。

誤診、診断の遅れ

アメリカで起こる医事紛争の原因として最も多いのは、誤診や診断の遅れです。乳がん、大腸直腸がん、心筋梗塞がしばしば問題になりますが、筆者のような外科医が遭遇する症例では急性虫垂炎や脊椎損傷などもあります。

誤診を恐れるあまり不必要な検査をしてはなりませんが、それでもアメリカでは疑わしいときは積極的に検査をして、できるだけ見逃しをしないようにする態度でのぞむので、医療経済の面から問題が出てくるものの、検査のやり過ぎはなかなか改めることができません。

高名な内科医であった故・沖中重雄東京大学教授が退官時の「最終講義」で自分の誤診率は一四％であったと述べ、多くの医者がその低さに称賛の声をあげたのは私がまだ医学部に入る前でした。しかしこの一四％という数字は、一般の人からすると「そんなにあるの？」と感じるかもしれません。

医者は毎日の診療が一〇〇％完全であるなどとは考えもしません。なぜなら、私たちの「生」とは「毎日死に向かって進行している事」であり、その進行の形は十人十色、同一ではないことを知っているからです。また、同じ病気でも、どの時点で患者が医者に体の異常を訴え医者が診断をし治療を始めるかによって結果がまったく異なってくることも、毎日の経験の中で知っています。医療というものは、科学によって裏付けられている反面、このようにひとりひとりが同じではないという現実があるために、再現性のない非科学的な面も同時に持っているのです。

そういうことを考え合わせますと、患者と医者が交わす暗黙の了解事項であり契約ともいえるものは、完全に元の状態に「戻します」ではなく、「戻るよう努力します」であると言ってよいでしょう。したがって、非常に残念なことですが、医者が最善の努力をしても、診断の遅れや誤りは必ず起こってしまうものなのです。

もちろん、それを避けるために医者は厳しい訓練を受け、経験を積み、生涯教育にいそしんでいるわけです。医療過誤について学び理解し、それをできるだけ起こさないようにすることは、良い医療を学ぶことにもつながるのです。

薬剤投与の誤り

薬剤投与に関係した医療過誤は、医事紛争の原因としては誤診に次いで多いものです。また、それによって支払われる損害賠償の額が非常に高いのが常です。

医薬分業がきっちり行われているアメリカでは、薬剤師が医者やナースと一緒に治療の一翼を担い、病棟での薬剤管理を行っています。しかし、正しい薬を、正しい量、正しい時間に、正しい患者に、正しい投与法で投薬することは、簡単なようで難しいことです。毎日の単純な行為の繰り返しからくる気のゆるみや不注意から、どこかに「間違った」あるいは「正しくない」行為が入りこんでくる可能性があります。

一回の間違った投与は、致命的になることはめったにありませんが、かなり頻繁に起こっていることは事実です。しかし、それが医療過誤として紛争に至ることはあまりありません。というのも、たとえば高血圧の薬を胃炎の患者に間違って与えても、それが一回だけですぐに気がつけば、副作用は問題になりませんし治療も簡単だからです。

ただし、単純な間違いでもそれが繰り返し起こる場合には注意が必要になってきます。JCAHO（第3章参照）もこの点について最近は注意を払っていて、薬の処方に細かい規制をつくり各医療施設にその徹底を図っています。医療従事者全体に適用される考え方ですが、間違いを繰り返すリピーターは、〈単なる注意〉〈注意して監視下におく〉〈免許や資格の一時停止と再訓練〉〈免許や資格の剥奪〉という段階で処分されます。JCAHOの指示に対応した病院内の資格審査委員会が対応をしています。

薬剤に関する医療過誤で大きな問題となるのは、薬自体に問題がある場合です。日本でも非加熱血漿製剤によるエイズ訴訟のような例がありますし、古いところでは妊娠中にサリドマイド製剤を服用した母親から障害児が生まれた例がありました。アメリカでも最近、体重を減らすレダックス（Redux）という薬が肺血管や心臓に大きな障害を引き起こすことが分かり使用禁止になりました（一三三頁参照）。

□PDR®

アメリカでの薬の認可は食品医薬品局（FDA）（一四〇頁参照）が行います。認可を受けた薬の購入には医師の処方せんが必要です。

アメリカで販売されている薬の種類は膨大で、同じ作用の薬でも製薬会社によって名前が違い、さらに他の薬剤と混合して別の名前で売り出したりもするので、全部の薬の作用機序、適応、禁忌、副作用、過剰投与に対する治療、適量などを覚えるのは不可能です。そこで重宝するのが『PDR（Physicians' Desk Reference）』という本です。

ＰＤＲはアメリカで使用が認められているすべての薬を解説している本で、二〇〇七年一一月に第六二版が刊行されています。医者は薬の名前をすべて記憶する必要はありませんが、自分が処方する薬のＰＤＲに書かれている内容については知らなければなりません。これも標準の医療のひとつと考えられます。

ＰＤＲはアメリカ中のどこの病院のどこの病棟、検査室、放射線科、救急部に行っても置いてあります。最近ではＣＤ-ＲＯＭ版もあり、医学生やレジデントはポケット型コンピューターに取り込んで使っています。

医療記録の欠落や改ざん

医療過誤を疑わせる事例が起こった場合、行われた医療の妥当性を評価するのに最も公平で正しいと考えられる方法は、その記録を調べることです。したがって医療記録（診療録とその他の診療に関する記録）は、医事紛争における最も重要な証拠品になります。

医療記録の開示を拒んだり、都合の悪い所を隠したり、都合の良いように書き換えたりすれば、その改ざん行為自体が医師に不利になります。アメリカではそれが証明されれば医者はその医事紛争で必ず敗訴になります。

患者自身はいつでも自分の医療記録を読むことができ、そのコピーを得ることもできます。患者が望めば入院中に読むこともできますが、そのような要求が出る場合は医者からすると危険信号です。すでに弁護士と相談しているかもしれません。

オフィスの医療記録に関しても同様です。患者が他科受診や引っ越しに際して、医療記録のコピーを要請してくることはよくありますが、患者の承諾用紙を添付して弁護士から要請がきたりすれば、間違いなく赤信号です。医者は危険を察知したら、医療過誤保険会社の専門弁護士に連絡をして適切な処置をとります。

ルイジアナ州の場合、医療記録は病院や医者のオフィスが安全に管理する義務があり、その原本が施設を離れることはありません。もし患者が別の医者や施設で診療を受け古い医療記録が必要になったときでも、そのコピーは患者の承諾なしに送られることはありません。医療記録は患者のプライバシーの範疇に入るので、むやみにそれを他人に見せることは許されないのです。医療記録の安全管理と守秘義務は患者の基本的権利のひとつと考えられています。

インフォームド・コンセントに関係する事情

日本ではインフォームド・コンセントを単に治療に対する患者の承諾書と考えている医者が多いようですが、その意味を理解すると、それが医療の原点にまで戻ることに気がつくと思います。アメリカではインフォームド・コンセントは「医者と患者の相互理解度の契約書」なので、患者の人権を守ることがその基本にあります。

□患者の権利

患者ひとりひとりは人間としての尊厳をもって扱われるべきであり、そこに存在する人間の基本的な権利が確立されていなければ、医者は患者を診る特権、体に傷をつけても許されるという特権を失います。医者は全能の神ではありません。したがって、医者に許される行為はおのずから制限を受け、医療という己の職業に対し敬虔な態度が要求されてしかるべきです。

1. 私生活を重んじ、その内容を秘密にさせる
2. 必要に応じた教育と助言を得られる
3. 治療の危険度や利点、他の選択法を平易な言葉で説明される
4. 薬剤の効果と副作用の可能性を説明される
5. 検査の結果を見ることができ、その説明を受けられる
6. 決定事項に参加し、治療を拒否することもできる
7. 治療にかかったすべての費用の説明を受けられる
8. 十分な説明を受けた上で臨床実験へ参加できる

表4 患者の権利

私たちはみな健康な生活を享受する権利があり、それは保障されなければなりません。ところが健康な体といってもそれは誰もが同じではないし、年とともに衰えていくのですから、その中で得られる健康は各自が選択しなければなりません。その選択のための情報は患者自身に関するものであり患者自身に属するものです。医者はそれを患者と共有しなければいけないのです。また現在の医療は、医者がひとりで全責任を負うには荷が重過ぎるほど発達、進歩しているのです。

患者の権利（Patient's Rights）（表4）は、尊重されなければいけない基本的人権のひとつと現在では考えられています。

〈守秘義務〉

医者が知った患者のプライバシーやその健康状態については、患者の承諾なしに他人に知らせてはなりません。他人にもらすことは人権の侵害となります。日本でも医療記録の開示が問題になることがありますが、その情報は患者自身のものであって、医者や医療機関がその開示を拒むことはプライバシーの尊重でもなければ守秘義務の遂行でもなく、逆にそれは患者の人権への侵害であるといえます。

最近は医療記録や事務がコンピューター化されて電子カルテという言葉も使われるようになりました。患者の個人情報をいかにして守るか、法的にも問題

になってきています。

〈適切な教育、助言、説明を受ける権利〉

十分に満足のいく教育、助言、説明を患者に提供することは非常に大切です。手術や治療の説明をして承諾書に判を押すことがインフォームド・コンセントではありません。単にその手技がもたらす合併症や効果を説明しただけでは足りないのです。それによって起こる可能性のある「すべてのリスク」について情報を提供し理解を得なければいけません。しかし、それはとても大変なことですし、厳密に言えば不可能です。

ルイジアナ州の医学協会は共通のインフォームド・コンセントの用紙に加え、通常行われている手術手技の合併症やリスクを箇条書きにした用紙を全医療機関に配布しました。これにより現在普通の医学常識で考えられ得るすべてが網羅されたと考えられますし、それを使えば患者への説明がしやすくなります。

医者の役割は患者への情報提供と教育、そして患者に最も良いと思われる助言を与えることです。決めるのはあくまでも患者であって、医者が選んで決めるのではないということを銘記すべきです。

〈平易な言葉で説明される権利〉

もしその手術治療をしなかったときはどうなるかということや、それ以外の治療方法も比較しながら説明しなければなりません。ですから患者の理解を高めるための工夫も必要になります。写真や挿絵、ビデオの使用は患者の理解力を高めると同時に、それを医療記録の中に残しておけば、問題が生じたときの証拠品にもなります。

人種の坩堝《るつぼ》のアメリカには、英語をまったく話せない人が大勢います。患者に理解してもらうことが本当に可能かどうかは別問題として、言葉ひとつにしても大変なのです。たとえばニューオーリンズでは、ベトナム戦争後に約一万五〇〇〇人のベトナム人が移住してきましたし、スペイン語圏からの移民は市の人口の約一〇%を占めています。私も初歩のスペイン語は話せますが、それにより患者に安心感を与え、彼らに考える余裕もできるので、術前術後の管理も容易になります。

医療が人と人との関係で成り立っている以上、その仲介役の言語を患者が理解できる必要があり、それは患者の権利でもあるのです。

〈薬剤の効果や副作用の可能性の説明を受ける権利〉

治療や手術の際と同じように、薬剤の投与の際にも患者の知る権利を大切にしなければなりません。薬の効果と副作用、そして正しい服用法は医者が適切に説明しなければなりません。薬に関してはアメリカでは薬剤師も大きく関与してきます。

感染症に対する薬剤は目覚ましく進歩してきましたが、細菌側もそれに対応して抵抗力を高めていますので、耐性菌に対する防御は医療提供者だけでなく患者や家族の理解も大切です。

がんの化学療法は患者の知る権利について話す際に常に問題になるところです。説明内容としては、本当にそれが必要かどうか、どの薬を使うのが一番良いか、どのような投与法が安全でしかも効果的であるか、他の薬や治療法がないか、その化学療法を行った場合と行わなかった場合の成績の比較、合併症や副作用とその予防と治療などがあげられます。さらには放射線治療やホルモン治療、遺伝子治療との組み合わせもありますから、実に大変です。

〈検査の結果を知る権利と説明される権利〉

患者が自分の病気の状態を正しく理解し治療の選択をするためには、なぜその検査をする必要があり、それが患者の健康問題とどのように関わっているのかについて説明を受け、その検査の結果がどうであったか、それ以外に必要な検査とその内容について話し合う必要もあります。

〈治療を拒否する権利〉

患者は、自分に対する治療を選択する権利を持ち、場合によっては患者自身の判断で医者が勧める治療を拒否する権利も持ちます。医者が十分な知識や情報を患者に与えていない場合や、患者と医者の意見交換が十分でなくその手続きに問題がある場合には、医事紛争に発展する可能性があります。

〈治療にかかった費用の説明を受ける権利〉

患者は自分の受けた治療に対する経費の明細を知る権利があります。医者と患者の関係は一種の契約関係にある以上、それにかかった経費を支払う義務があると同時に、その明細を知る権利も持っています。アメリカの医療費の支払い方法は日本と違っています。患者は医療保険の中の自己負担分を支払わなければなりませんし、医療費は患者の債務となるので、患者は自分が何に対して支払いをしているのか知る権利がありま す。

〈臨床試験への参加ができる権利〉

患者が臨床研究に積極的に参加することは、新しい医療に貢献するのみならず、患者自身がそれによって利益を受けるかもしれません。当然ながら臨床研究が正しく安全に行われる必要があることは論を待ちません。それによって治療効果が認められれば、それは明日から標準の医療につながっていくのです。

患者が受ける治療の話をする際に、代替となり得る治療法のひとつとして臨床試験中の治療も含まれている必要があるのですが、患者に「すべて」を話し理解させることは時間もかかり実際には不可能なことです。

以上の患者の権利に対する理解ができると、インフォームド・コンセントへの理解も容易になります。

□インフォームド・コンセントを得る手続き

インフォームド・コンセントを得るということは、医者が患者を治療し患者が医者から治療を受ける手順あるいはその過程であり、以下の一連の行為と考えられています。この過程で手落ちがあると医事紛争に発展する可能性が出てきますから、十分な注意が必要です。

〈話し合う場所の設定〉

第一歩は話し合いです。したがって、その場所の設定は大切なことです。

病院内では通常ベッドサイドで行われますが、個室でない場合は隣に別の患者がいるので個人の秘密を保つことはできません。特に、話が込みいってくると静かな環境が必要になりますし、家族も同席するとなると人数も増えるので、会議室や面接室などを使うことになります。その際ナースを同行すると、証人になってもらうこともできますし、ナースが患者の理解を助けてくれることもあります。

最近は多くの手術を日帰り手術で行うようになったので、オフィスでインフォームド・コンセントを得ることも多くなってきました。

〈分かりやすく冷静な説明〉

患者の病気について、検査結果、通常の治療法、その合併症とリスクなどの問題点、期待される治療効果と術後の回復度などを説明します。

患者と家族からの質問は、患者がどの程度理解したかということの裏返しですから、どのような質問にも患者のレベルで患者が理解できる言葉を使って分かりやすく答えます。患者や家族にとって医者と話をすることは精神的な圧力がかかるものであり、思考能力も低下していると思わなければなりません。

ですから、患者に考える時間を与えることは非常に大切です。そのためには、緊急の治療が必要でないかぎりは考える時間をつくってあげるようにし、場合によっては後日あるいは何時間か後に再度話し合うようにするのがよいでしょう。

専門的な言葉はできるかぎり避けます。外国語の使用は日本人にはできるだけ控えたほうがよいですし、それだけで患者に精神的な負荷を加えていることに気がつかなくてはなりません。アメリカの場合には使用言語の問題が加わってくることは前にも述べたとおりです。誤解を少なくするために適当な通訳を見つけなくてはならないのですが、通訳をしてくれる人の教育程度や医学知識の多寡も考慮に入れて説明をする必要があります。

日本では、分かりやすく説明をし、相手の話を良く聞き、質問に冷静に答える訓練のできていない医者が多くみられますし、そのような患者や家族の不平もよく耳にします。患者に良かれと思う選択を時間をかけて一生懸命説明した挙げ句に「ノー」と言われれば、誰でも頭にきます。そのようなときでも感情的にならずに冷静に対処することは、医療過誤を起こさないためにも大切です。

〈代替法の説明とセカンド・オピニオン〉

医者の奨めた治療法に患者が「ノー」と言ったら、ほかにどのような方法があるかを説明しなければなりません。その方法だったらどのような結果が期待できるか、あるいはリスク、合併症、回復度などを比較して説明する必要があります。

それでも納得させられない場合は、別の専門医を紹介しセカンド・オピニオンを得ますが、時にはその紹介した医者に患者を取られてしまうかもしれません。そのような場合、患者と医者の契約関係にすでにひびが入ってしまったのですから、無理に引き止めて治療をしても、それは医療過誤につながりやすいということを知っておくべきです。それでも、その患者がどのような治療法を受け結果がどうであったかを、紹介先の医者と専門家同士として話し合うことは、将来のためになります。

昔に比べて長生きするようになったので、手術の適応のある患者であっても、それに耐えられるかどうかの判断が大切です。たとえば、若い頃からの喫煙で肺の機能がおかされているので全身麻酔は危険かもしれないとか、飲酒や肝炎で肝機能障害を起こしているかもしれない、といった手術以外のリスクを把握し、患者にきちんと説明することが必要です。時にはその分野の専門医への紹介も必要になるでしょう。

〈患者の理解度の確認〉

患者が十分に理解したと思われる段階で、実際にどの程度頭に入っているか確認してみる必要もあります。患者にそれまでの会話のまとめを患者自身の言葉で話してもらいます。

〈承諾書へのサイン〉

そして、承諾書とその添付書類を患者や家族に読んでもらい、サインをしてもらいます。患者がどうしても納得してくれない場合は、そのまとめを書き、患者が検査や治療を拒否していることを明確にして、患者から、時には家族からもサインをしてもらいます。病院にはAMA（Against Medical Advice）という、患者が病院での治療を拒否して勝手に退院してしまうときの書類もありますので、それを使う場合もあります。

インフォームド・コンセントのすべての過程をテープレコーダーやビデオなどに記録しておく医者もいます。後になって問題が起こったとき、言った言わないの水かけ論になる場合もあるからです。

インフォームド・コンセントの中では患者の病気に関する情報の「すべて」を網羅することが要求されていますが、病気の治療経過中にはそれまで知られていなかったことが判明したり起こったりしてしまうものです。医者は毎日、医療過誤という爆弾を抱えて仕事をしているようなものです。

不適当な手術と治療

患者が自分の受けた手術や治療が適当でなかったと訴えるのはどんな場合でしょうか。「適当でなかった」と表現されても実際にはさまざまな事情が考えられ、「単純なミス」「手術の不手際・未熟な技術」「手術術式の選択とその前後の処置」「時代の変遷」に分けられます。

ここにあげた四種類の不適当な手術治療は、法律的には不法行為、業務上過失傷害や過失致死の範疇から、患者に十分な教育、説明、助言を与えなかった場合まで含まれています。日本では専門医制度が確立していません。標準化された訓練制度もなく、さらには専門医だけが手術を行っているわけではないので、その資格・技量に大きな差があります。

□単純なミス

単純なミスの例としては、一九九九年一月に起こった横浜市立大学医学附属病院での患者取り違え事件があります。これは心臓手術の患者と肺腫瘍の患者とを取り違えて手術を行い、業務上過失傷害として二〇〇一年九月に有罪判決を受けました。鼠径ヘルニアの手術で左右を間違えて手術を始めてしまうという例も時々起こっています。

手術前にきちんとインフォームド・コンセントをとり、カルテを確認していれば、このような単純なミスは防げるはずです。汽車や旅客機の安全確認と同じ原理が導入されるべきなのですが、それでも事故が起こってしまうのはどうしてなのでしょう?

JCAHO(第3章参照)は今この面で啓蒙運動をしています。まず術前の処置室のナースが、インフォームド・コンセントの書面にサインがあるかどうかを確認し、さらに患者本人に部位も含めて確認をとります。外科医が手術部位にペンで「YES」と書き、手術場に搬送するナースはそれを確認します。手術の始まる前に、外回りのナースが「タイムアウト」と声をかけ、手術の同意書と、インフォームド・コンセントに書いてある手術手技を読み上げます。その際にもう一度部位の確認をするのです。これは最後の砦です。

このように三段構えの確認をしても、昼食をはさんだりすると気がゆるんでミスが起こる可能性はありますが、最後の「タイムアウト」が行われたことの確認用紙にサインをしなければなりませんし、それはJCAHOの評価の際にも必要になるので厳しく励行されています。

□手術の不手際・未熟な技術

外科医の質は知識と技術と経験、そして性格によって決まります。手術の技術が未熟で経験が少なく解剖学の知識も不十分だと、誤って大切な組織を傷つけてしまいます。また、アルコールやドラッグに溺れていたり、注意散漫な性格や家庭内の不和などで手術に専心できないときにも、医療事故は起こります。

持って生まれた性格はなかなか変えられるものではありません。いくら手術の訓練をしても、性格が悪く責任感のない人は外科医としては不適格です。そういう不適格な性格からくる問題は早いうちに明らかにされ適当なガイダンスが与えられるべきです。

アメリカでは一度外科医になっても一〇年ごとに専門医試験を受けなおさなければなりません。自分の医学知識や外科の常識を再確認するのです。それでも間違って大切な血管を切ってしまったり神経を傷つけてしまうこともあります。外科医の訓練はレジデントのときで終わるのではなく、一生続きます。新しい手技

悲劇の美人歌手

一九二〇年代のアメリカに、アマリータ・ガリ・クルチという美人ソプラノ歌手がいました。その澄みきった高音は「天使の声」と評されたほどで、どこの歌劇場でも彼女が出演するときはいつも満席だったそうです。

ところが、次第に彼女の首が大きく腫れ、息が苦しくなり、医者に診せたところ甲状腺肥大と診断されたのです。当時甲状腺の手術は非常に難しく、多くの人はヨーロッパまで治療を受けに行ったものですが、彼女はシカゴで局所麻酔下に手術を受けました。

手術は大成功で傷もきれいに治り、復帰した彼女はプッチーニの『ラ・ボエーム』で主役のミミを演じることになりました。初日は満席、誰もが息をひそめて彼女のあの透きとおる声を待っていました。しかし、彼女の声はかすれてしまい、高音を維持することができなくなっていたのです。

現在の外科医は、否、医学生ですら、その原因を知っています。上喉頭神経が甲状腺の裏側を時には非常にそれに近く走って声帯の筋肉に入っていくので、注意しないと傷つけてしまうことがあるのです。普通の人はソプラノ歌手のような高音を出すことはないので生活には何の支障もありません。当時の解剖の知識ではその存在すら知られていませんでしたし、誰もそんな合併症が起こるなどとは考えもしなかったのです。

に習熟するためにも生涯教育（ＣＭＥ）（第2章参照）が要求されるのです。

□手術術式の選択とその前後の処置

たとえば、大腸憩室炎で穿孔を起こし腹膜炎を併発している患者の治療をする際に、適当な抗生物質を投与しなかったり遅れて投与したり、十分な輸液をしないで手術を開始すると、多臓器不全を起こします。術前の的確な診断と病気の程度により術前の処置をしっかり行えば、術後の合併症は軽度で済むのです。特に緊急手術では患者に一番適切な手術法を選び、どの程度の処置をしなければならないかの判断が大切です。

最近アメリカの新聞に出ていた話です。腹痛を主訴とした患者が腹腔鏡下の胆石手術を受けました。ところが半年後に上行結腸のがんが見つかり再手術を受けたところ、がんはすでに転移していました。腹腔鏡下の手術は患者に対する侵襲が少ないのですが、術前にほかの病気を除外しておかないと、このような症例が出てきます。

□時代の変遷

時代とともに外科の標準方式は変わっています。患者のために一番良い方法をとらなければ、少なくともそれについて手術前に患者に説明をしていなければ、正しいインフォームド・コンセントを得たとはいえず、医療過誤の対象になります。

手術の適応が時代とともに変わっている例としてよく問題になるのが乳がんの温存療法です。乳房を胸の筋肉と腋窩のリンパ腺と一緒に切除する乳がん根治手術（ハルステッド法と呼ばれます）は一九七〇年代のはじめに、胸の筋肉を残す緩和方式にアメリカでもヨーロッパでも変わりました。そして一九八〇年代になると乳房の部分切除の試みが、きちんとした臨床試験の結果として発表され、その適応が確立されました。

アメリカとヨーロッパで多くの施設が参加して臨床試験が行われ、現在は大部分の乳がん患者は温存療法の適応があると考えられています。しかし日本では、いまだに多くの医者は根治療法か緩和療法で乳房を全部切除する手術を行っています。

妊娠や出産時における不適当な治療

妊娠や出産に関しても、「不適当な手術と治療」の項で述べたのと同じような問題があります。妊娠や出産に起因する医療過誤は、アメリカではその数が多いことだけでなく、賠償額が高いことでも問題になっています。アメリカ産婦人科学会が作成したガイドラインは、標準の治療の指針であると同時に、医者を訴える側の弁護士にも利用されています。

以前は分娩鉗子を使って難産の処置をしましたが、現在では多くの産科医はその使用をやめ帝王切開に切り替えています。これも医療過誤防止のためです。

■医療過誤の発生とその分析（II）医療と直接には関係しない理由による場合

医療というものは人間関係に基づき、しかも健康でない人間を対象にする仕事ですから、患者の満足度にばらつきが生じる可能性はいくらでもあります。

患者が自分で、あるいは家族によって予約をとり、オフィスで医者に身体の調子が悪いと訴える行為は、暗黙のうちにその医者に対して診察と治療を依頼していると考えられます。医者の側からすると、受付を通って自分のオフィスで患者を診察する行為は、「どんな病気かまだ分かりませんが自分のベストを尽くします」と、これも暗黙のうちにその患者を受け入れているのだと考えることができます。

この関係は建築事務所が家を建てる請負をするのと異なり、契約関係が明確ではないのです。したがって、患者が期待する内容と医者がそれを推し量った内容とに齟齬をきたすことがあっても不思議ではありません。

さて、医療と直接関係のない医事紛争の原因としては次のようなものが考えられます。

(一)医者と患者との間に生じた齟齬
(二)患者や家族の過大な期待感
(三)論争、口論
(四)診療代の請求と支払い
(五)医者の患者選び
(六)他の専門医への紹介・相談の時期など
(七)治療に関与している医者の見解が異なる
(八)医療過誤ではない患者の死亡
(九)安易に訴訟を起こす弁護士の存在

以下、これらについて詳しく考えていきましょう。

医者と患者との間に生じた齟齬

医療過誤の訴えを調べてみますと、九〇%は感情のもつれが原因になっているといわれています。そこには言葉の問題（言葉が通じない、言葉が足りない、言葉づかい）が大きく関与しています。日本では、言葉に表さなくてもお互いに理解できると考えがちです。しかし、アメリカにはさまざまな人種、さまざまな民族が住み、英語が母語でない移民も大勢いて、自分の名前を書類にサインできない人さえいます。ですから、前にも述べたように、通訳を使ってでも平易な言葉でていねいに説明する必要があるのです。

日本人であるあなたが外国へ旅行したとしましょう。お腹が痛いのに日本語がまったく通じない、医者は一生懸命になって聞いてくれるが英語で何と表現してよいか分からない、そういうときには非常に不安な心持ちになるとは思いませんか？

実際に日本人の旅行者がそのような訴えで私のオフィスに来ることが間々ありますが、日本語で話しかけると、それまでの緊張していた表情に安堵の様子がみられ、多くの場合は手術はおろか投薬の必要もありません。旅の疲れと外国語を使う緊張に加え、慣れない食事で便秘をしてお腹が痛くなっただけのことです。しかし、本当に胆石の発作や虫垂炎を起こしていた場合、言葉の障害で診断が遅れることだってあるのです。

もうひとつアメリカに特有の問題として、人種偏見とみなされる行動や言葉づかいが犯罪として扱われるという点があります。女性差別となる用語や行為、身体障害者への不注意な接し方も法的には犯罪とみなされ処罰されます。そのため医療従事者は常に言動に注意を払っていますが、時には態度の悪い患者もいるし偏見を持った患者もいて、われわれを挑発するような言動をする患者すらいます。

また、profanityとは「神を冒涜する言葉」という意味で、相手を罵る言葉でもありますが、医療の世界では患者や家族にそういう言葉を言ったり、言っているところを聞かれたりすれば、それだけで訴えられてしまいます〔2〕。

このように、言葉づかいひとつで患者や家族との関係がうまくいかなくなってしまうことがあります。そうなると第三者すなわち弁護士の介入をまねいてしまいます。

患者や家族の過大な期待感

私がアメリカでレジデントを始めた一九七二年頃は診断検査技術が十分でなかったため、患者の病歴をとることが特に重要でした。患者の訴え、既往歴、家族歴に加え、そのときの訴えに関係がなくても他の身体機能の状態を聞き、さらに生活習慣すなわち喫煙、飲酒、結婚生活、性生活まで聞き取り、その上で患者の診察を頭のてっぺんから足の先までくまなく行うことは、正しい診断のために必須でした。

ところが、その後CTスキャンや超音波検査装置が登場してから、状況は大きく変わりました。このような検査機器は年々性能が良くなり、現在では診断には欠かせないものとなっています〔3〕。

また、アポロ計画にともなう技術革新は医療にも応用され、患者の状態を継続的にモニターし、心臓の状態をより精確にデジタルに表せるようになりました。人工呼吸器も人間の呼吸機能に応じた変換ができるようになり、重篤な多臓器不全の患者の予後に光が見え始めてきました。

こうした一九七〇年代以降の医療の進歩にともなって、患者や家族が医療に対し過度の期待感を持つよう

〔2〕日本人の中にもそういう言葉を会話の中に入れると英語が堪能だと思ってもらえると錯覚している人がいますが、教養のある人は決してそういう言葉を人前では使いません。
〔3〕アメリカに渡る前の私の日本の国家公務員としての月給が手取りで八万円に満たなかった頃、CTは三〇〇万ドル、当時の換算レートで一〇億円もしました。それが一九七三年にはニューオーリンズでも使われ始めました。

になり、それに添わない結果が起こってしまうと医事紛争になるケースが増えてきたのです。

論争、口論（joust）

"joust"とは中世の騎士による馬上槍試合のことで、口論以上になる場合のことをいう言葉です。誰しも結果が良ければ文句は言いませんが、自分の思うような結果が出てこなかったりすると文句を言い、その言葉のやり取りがとんでもない方向に行くことだってあります。

医者はふだんから感情的にならないように心がけているのですが、話が込みいってくると静かな場所に移り、必ず第三者に立ち合ってもらい問題の解決を図ります。病院内で起こったときはカルテにその内容を記

センセーショナルな報道の裏にある真実

あるとき、フロリダ州の海岸で遊んでいた八歳の子供が、海岸近くまで来たサメに腕を噛み切られてしまいました。そのサメは撃ち殺され、しかもその口から取り戻された腕が手術でつながったため、この事件は新聞やテレビで報道され、大きな感動を呼びました。

しかし問題は、腕がつながった後、再び使えるようになるかどうかです。移植された神経の回復速度は一日一ミリで、指の先までたどり着くのに一年以上かかってしまいますから、その間に筋肉は拘縮し、腕も指も変形し、機能が戻らない可能性は高いのです。

しかし、腕が切断されても簡単にくっつけることができ、じきに今まで通りの生活に戻れるかのような錯覚を持たされてしまった人は、自分の手足が不自由になったとき完全に元に戻してもらえなければ「医者のミスだ！」と言って、きっと弁護士のオフィスに駆け込むでしょう。

録し、当事者や第三者の署名をもらい、万が一に備えます。そのとき、カルテは裁判の際の大切な証拠品に変身するのです。

診療代の請求と支払い

アメリカには、患者が医療保険に入っているかどうかにかかわらず、病院の救急外来を受診した患者は診療しなくてはいけないという法律があります（これは経済的にも法律的にも医療機関や医者への大きな負担となっています）。しかし、医療保険は保険料が高く自己負担分の支払いもあり、医療保険のまったくない人が全人口の一五％近くもいます。また、アメリカでは解雇は日常的な出来事ですから、失業保険はあっても生活するだけで精一杯で医療にまわすお金などない人は大勢います。このような環境では、医療費の請求や徴収の際にトラブルが起こり、それが引き金となって医事紛争に発展する可能性もあります。

さらに、診療代の支払い能力と関係して別の問題も生じてきます。

医者の患者選び

患者が良い医者を選ぼうとするように、医者もトラブルになりそうな患者は避ける傾向にあります。

病院で働いているナースなどから紹介された患者や、よく知っている家庭医から紹介されてきた患者がトラブルになることはめったにありませんが、救急外来で治療を受けた患者がその後の治療を受けるためにオフィスに来るときは話がまったく違ってきます。

患者にしてみれば、その医者は自分で選んだ医者ではありませんし、オフィスでもその患者の情報がまったくないまま診療の予約を受けます。時には診療日がかなり先になる場合もあります。また、医療保険のない患者は、現金か小切手がなければオフィスでの診療は受けられません［4］。そういう場合の医療責任を誰が負うのかという問題も起こり、そこで弁護士が登場してくるのです。

たとえば、こういう例があります。ある患者が膝の痛みを訴えて病院の救急外来で診察を受けましたが、X線検査で骨腫瘍の疑いがあったものの救急入院の必要はないため専門医を紹介されました。ところがその医者は、一回目の予約をキャンセルし延期した上、次の予約日になってその患者に診療をしないと告げたのです。その患者はのちに他の専門医により骨腫瘍の診断で下肢を切断され、裁判となりました。

第一審では「医者は患者との契約関係に入っていなかったのであるから、医者は予約の段階で診療を拒否することができる」として患者の訴えは却下されました。ところが上級審では、「直接医者と患者の関係が確立されていなかったとはいえ、救急外来の医者の相談を受けて救急入院の必要がないと判断した時点で、骨腫瘍の可能性を認識していたわけである。オフィスを受診した際に診療を拒否するならば、他医への受診を理由をつけて勧める必要があった」として医者の非を認めました（デイビス対ワイスコプ、一九八二年）。

他の専門医への紹介・相談の時期

医療がここまで進歩してくると、ひとりの医者がどの分野も完全に医療を行うというのは不可能です。他

［4］小切手が不渡りになると、現金化できないだけでなく、医者は銀行にサービス料を支払わなければなりません。

の専門医と連携してお互いの弱い所をおぎなって、少しでも良い医療を提供できるようにしなければなりません。

そのため、いつ、どの専門家に相談あるいは紹介をするかの判断は非常に大切になります。紹介先の専門医に患者や家族が満足しなかったり、専門医への相談が遅れたりすると、トラブルの元になります。

治療に関与している医者の見解が異なる

医療の細分化が進み、ひとりの患者の治療に多くの医者が関与してくるようになりますと、今まで述べた医者と患者の関係が二重三重になり、医者同士の連絡も複雑になり、判断のくい違いも起こり得ます。

たとえば、高齢の患者が消化管から大出血をしているとします。外科医は「手術をしなければ助からない」と言い、内科医は「心臓が悪いから手術をすると死んでしまう」と言います。一方で放射線科医は「血管造影をすれば出血部位が分かって栓塞術も可能だ」と言い始めます。こうなってくると家族の中でも意見が分かれてきて、患者の容態が思わしくなければ医事紛争になることも十分考えられます。

医療過誤ではない患者の死亡

人間は誰もがいずれは死にます。まして重い病気を持っていれば、その時期は早まる可能性が高いのです。

心不全で長い間歩くこともできなかったのに、腎透析で命をながらえていたのに、肝硬変で何回も食道静脈瘤からの出血を繰り返していたのに、患者が死んでしまうと医者が何か間違いをおかしたのではないかと疑い弁護士事務所に行く、それがアメリカなのです。

安易に訴訟を起こす弁護士の存在

ベトナム戦争後のアメリカ社会の変化のひとつは、人々が不満を持ち、その不満の責任は誰かが負うべきだと考えるようになったことです。その結果、弁護士の数も医事紛争の数も急速に増えていき、医療過誤裁判の経過や結果が報道されたりテレビドラマに取り上げられたりして、それを見た人々はますます弁護士に相談するようになりました。

そこで考えられたのが、弁護士の仕事に対する新しい支払い方法です。それまでは出来高払いや一件あたりいくらという契約でしたが、成功報酬制（Contingent Fee）が取り入れられたため訴訟を起こしやすくなりました。成功報酬制とは、裁判に勝って相手から賠償金を勝ち取ったときだけその一部（通常は三分の一）を報酬として弁護士に支払い、もし負ければ患者は弁護士に対する債務はないという契約です。弁護士はその事由が裁判に持ち込めると考えれば医療過誤の訴えを起こします。その費用は州によって異なりますが、ルイジアナ州ではたったの二五〇〇円です。

また、患者の中には、治療の途中から何でもかんでも弁護士に相談したり、訴訟を起こすつもりで医療関係者を挑発するような態度を見せる人もいます。

□集団代表訴訟

集団代表訴訟（Class Action Law Suite）とは、同じ訴えを持っている人を大勢集めて集団で訴訟を起こすことです。大勢の人が同じことを訴えれば陪審員も耳を貸すでしょうし、専門家の証人も得られやすく、訴訟の手間が少なくて済むので効果的なのです。

この方法の成功例のひとつが、タバコと肺がんの因果関係をめぐってタバコ会社に損害賠償を求めた裁判です。弁護士が目をつけたのはタバコと肺がんの直接の因果関係ではなく、その習慣性をタバコ会社が公にしなかった点です。つまり、多くの患者が肺がんで亡くなったのはタバコ会社がタバコの習慣性を公表して販売や広告を控える処置をとらなかったからであり、患者はそれを知っていれば禁煙したはずであり、タバコ会社の怠慢が原因だと訴えたのです[5]。

この訴訟は新聞やテレビを通じてアメリカ中に広まり、各州で訴えが起こされました。現在、この訴えはたいていの州で認められ、その賠償をどうするかが検討されている段階にあります。

薬や医療機材に対する集団代表訴訟は後を絶ちません。それには成功報酬制が大きな役割を果たしていることは間違いない事実です。

その4 誤診・診断の遅れという医療過誤

誤診や診断の遅れによる医療過誤の訴えは医事紛争の第一位を占め、その中でも乳がんのケースが最も頻繁に起こっています。

[5] ちなみに、タバコが肺がんの発生と関係があると医学的に考えられ始めたのは、半世紀以上も前のチューレン大学外科のオクスナー教授の研究からでした。そして、この訴訟を起こすきっかけを作った弁護士もニューオーリンズの人で、その成功報酬は一説には数百億円といわれています。なお、この弁護士は最近五六歳で亡くなりました。それも肺がんで。

アメリカにおける乳がんの発生率は高く、九％の女性がその一生の中で乳がんに罹患するといわれ、女性のがんによる死亡の中で第一位を占めています。日本でも乳がんの発生率が高くなり、女性のがんによる死亡率の第一位に匹敵するようになっています。

このように頻度の高い病気ですから、患者がすでにある程度の知識を持っていることも多いですし、体表に近いところに生じるため患者自身が気づきやすいという特徴もあります。そのため、医療過誤の訴えも多くなるのです。

■乳がんと誤診されて手術を受ける典型例を日本の症例で考えてみる
患者自身の医療に対する認識不足が遠因にある場合

胸にしこりを触れて大学病院を紹介された二〇代の女性は「あなたは乳がんです。手術をしてお乳を全部取らなければ半年の命です」と言われ、ひとりで悩んだ末手術を受けました。ところが手術の後になって、乳がんではなく悪性リンパ腫であることが分かりました。この二つの病気はどちらも悪性の腫瘍ですが、その治療方法はまったく違い、乳房を全部切除する必要はなかったのです。

この患者は、なぜ乳がんという診断に疑問を持たなかったのでしょう？　なぜ不安や疑問を医者に言わなかったのでしょう？

単に患者の質問に答えるだけでなく、患者が質問しやすいように話してくれる医者が良い医者ですが、アメリカでは多くの患者は自分でも勉強してきます。「お医者さんは専門家ですからお任せします」では、悲しい結果になることもあるのです。現代の医療は専門化され、そこにはいくつもの選択肢があります。日本のように専門医制度も確立されていないし標準の医療も確立されていない国では特に、医者を専門家だとしてむやみに信じてはいけないのです。

明らかな医療過誤の場合

若い女性が胸にしこりを触れたので近所の大きな総合病院を受診しました。検査の結果がんが疑われたので、まず細胞診が行われました。その結果クラスⅢ（中等度異常）と診断されたので、医者は生検（組織を採取し病理検査すること）を勧めました。

この患者は、大学病院の乳がん治療専門グループの医者の診察を受けました。そして、大学病院の常ですが、再び細胞診が行われ、結果はクラスⅠ（正常）とⅡ（軽度異常）でしたが、最初から乳がんを疑っていた担当医はもう一度細胞診を実施しました。すると、クラスⅣ（高度異常）という結果だったので、その医者は「私の判断ではクラスⅣは臨床的にはⅤと同様の悪性と解釈しています。間違いなく乳がんです。入院して手術しましょう」と患者に告げました。

それまでの経過で多少なりとも医学の知識を得ていた患者は乳房温存療法の可能性を尋ねました。しかし医者の答えは「温存しても再発もあるし、後で放射線治療もしなければならない。温存しても乳房はきれいに残せないから利点はない」という否定的なものでした。結局その患者は乳房全切除と腋窩《えきか》リンパ節摘除を受けてしまいました。術後、患者は後遺症に悩まされることになりました。肩や腕に浮腫が生じ、痛みもあり、腕が上がらなくなったのです。

がん保険に加入していた患者は保険請求に必要な診断書を書いてもらいに大学病院の医者のところに行き

ました。ところが、驚いたことに「あなたの病気はがんではなかった。だから、がんの診断書は書けないし、おそらく保険もおりないでしょう」と告げられました。それはのちに裁判になってから、「生きたがん細胞はなかった。しかし、ホルモン検査に使った部分にあったかもしれないし、壊死におちいった細胞もあるので、がんでなかったと言い切ることはできない」と変更されました。

病理的に確定診断をせずに行われたこの手術は、明らかに医療過誤といえます。もし、患者が希望していた乳房温存療法を行っていたなら、術後の苦痛は軽くて済んだはずです。患者に納得のいく説明をしないで、医者が患者の希望を無視し、不適当な手術を押しつけた行為は、医療による暴力といってもよいでしょう。

大学病院は日本の医療の「構造的欠陥」

日本の大学病院では、他の施設や医者からの紹介があり、患者がそれまで受けた検査や治療の資料を持って行っても、まったく同じ検査を、それも時間をかけて繰り返すのが通例です。もちろんお金も余計にかかります。それでも患者のためになることならいいのですが、そうではなくて自分の施設の症例を増やすためにやっているのです。

三時間待ちの三分診療では、患者は十分に話を聞いてもらえないし相談する時間も持てません。いろいろと質問をすると嫌な顔をされ、そばにいるナースも患者の味方とはかぎりません。その挙げ句インフォームド・コンセントに判を押させられ、大学病院の「症例」として登録されるのです。

乳がんを疑う所見

乳がんを疑う情報としては、(一) しこり (腫瘤《しゅりゅう》) を触れる、(二) 乳腺からの分泌があり下着に染みが付く、(三) 痛みがある、(四) 乳がんの家系、(五) マンモグラフィー(乳房専用のX線撮影)の異常所見、などがあります。

□しこりを触れる

中年女性の乳房はそれぞれ個性があり、多くの女性が何らかのしこりのようなものを触れています。月経にともなってそれがはっきりする場合もあり、多くの場合は悪性ではありません。

年齢が進み、特に閉経期以降になるとホルモンの関係で乳腺組織は脂肪組織に置き換わっていきますから、その頃になっても腫瘤として触れるものは要注意です。腫瘤が硬く周辺がはっきりしない場合や、クルミのようにこりっとしたものが触れる場合、鏡を見つつ乳房を観察すると皮膚にくぼみができる場合、わきの下のリンパ腺を触れるというような場合は、その腫瘤を生検する必要があります (がんの専門医でも触診だけでのがん診断率は六〇~八五%)。

□乳腺からの分泌があり下着に染みが付く

乳房はお乳を作り与えるためにあるのですから、乳首からの分泌があっても不思議でもないですし異常でもありません。しかしながら、その分泌の種類によっては要注意のものもあります。

生理的な分泌は月経とも関係し、体内のホルモンの状態の変化により両側性に起こるのが普通です。自然に分泌されることは少なく、色も黄色~緑色を呈し、ある種の薬剤 (エストロゲンなどのホルモン剤や精神安定剤) や性交などが分泌を促進します。もし触診やマンモグラフィーで異常を認めない場合は、それ以上の検索は不要です。

病理的なものは血性あるいは茶褐色を呈します。片側性、特に一つの乳腺の開口部から分泌があり、乳房を圧迫して分泌を起こすこともできます。血性分泌の原因の多くは良性の乳頭腫や乳腺の拡張症です。これは若い人に多く、年齢が進むとがんを除外しなければいけません（超音波検査や乳管造影）。疑わしい場合は年齢にかかわらず手術の適応があり、特に閉経期以降では半数以上に悪性の変化が認められ要注意です。

妊娠や分娩に関係なくお乳と同じ成分の脂肪の多い乳色の分泌が両側性に妊婦のように起こることは非常にまれです。なお、三分の一の女性では下垂体腫瘍と関係があるとの報告もあります。

□痛みがある

乳房が痛いという訴えは若い女性に非常に多いのですが、多くの場合がんとの関係は認められません（多くは月経やホルモンと関係）。進行がんで周囲に浸潤しているような場合は例外ですが、そのような状態は医学生でも見ただけでがんと分かります。

□乳がんの家系

乳がんの発生には多くの危険因子があり、注意すべき患者を選別することができます。

閉経期を過ぎたあたりから乳がんの発生が増えますが、若くても乳がんは起こります。家族歴は特に大切で、母親や姉妹に若年性乳がんの既往があると、危険度は一〇倍近くになります。乳がん患者の一五%に家族性の因子が認められます。ＢＲＣＡ-Ｉ、ＢＲＣＡ-Ⅱなどの遺伝子の分析をしますが、遺伝子の変異が認められたからといって必ずがんが発生するわけではありません。それに遺伝子検査は高価で、アメリカでは保険の適用外ですから、実際に家族歴のある患者以外には行われていません。

乳がんの既往がある人や、組織診断で異型細胞をともなった増殖が見られたことのある人は、将来の乳がん発生の危険度が高まります。また、乳がん患者の一%近くは男性です。

□マンモグラフィーの異常所見

アメリカ外科学会のがん専門委員会の調べによると、マンモグラフィーだけで乳がんが発見された患者は一九八三年には二九・六%であったのが一九九〇年には五六・一%になっています。しかし、いくら診断率が良くなったといっても、完全な診断法は存在しないのです。

マンモグラフィーによるスクリーニングの適応は、四〇歳以上の女性か、若年でもがんの危険度の高い人です。乳がんの発生率を年齢別に見ると、全乳癌患者の四〜五%が四〇歳以下で、二五%が五〇歳以下で発生しています。(以前、医療保険会社や政府などから圧力がかかり、スクリーニング・マンモグラフィーの年齢を五〇歳に引き上げる提案がなされたことがありますが、医者だけでなく患者からも反対の声があがり、四〇歳に据え置きになりました。)

■乳がんにおける医療過誤の分析

医療過誤は突然に遭遇する特異な場合に起こりやすく、それを予防することは不可能です。考えられる可能性をできるだけ患者に示し、そのことをカルテに記載しておくことが医事紛争への対策であり、医者側としては訴えられても負けないようにするしか方法はありません。

前述の乳がんを疑う所見のうち、特に(一)から(四)は患者自身が気づくことですから、それらの訴えがあったときにさらなる検査をせずに後でがんが判明すれば、アメリカではきっと医事紛争になるでしょ

誤診内容	誤診症例数
痛みをともなわない腫瘤	29
痛みをともなった腫瘤	4
無症状の結節	6
血性の乳腺分泌	1
緑色の乳腺分泌	1
湿疹様の乳頭の発疹	1
乳房の痛み	1
マンモグラフィーの異常	1
胸部所見の異常	1

表5 医事紛争になった乳がんの誤診（コネチカット大学ケネス・ケルン博士による。出典：Society of Surgical Oncology, GeneralSurgeryNews.com, June 2000, volume 27, number 6)

う。マンモグラフィーの異常所見についても、乳腺組織の発達した若い人の場合は特に、乳がんをマンモグラフィーで診断することは難しいのです。

コネチカット大学のケルン教授が、自分が鑑定医として乳がんの医事紛争に関係した四五例について発表しています（表5）。そのうち三三例で患者はしこりを自覚していたのですから、はたから見ると「なぜ生検をしなかったのだろう」と思います。しかし当の医者としてはそれなりの理由があって、そうしなかったのでしょう。

たしかに乳がんの疑いがあれば組織を採って病理診断にまわすのが普通ですが、患者が若かったり、マンモグラフィー上で異常所見がみられなかったりすれば、そこまでしなくてもいいだろうと判断する場合が実際にあります。そのとき医者は「おそらく大丈夫でしょうから様子を見ましょう。六週間後か、次の月経の一週間後にもう一度診察しましょう」とよく言います。

しかし、患者は予約を忘れてしまうかもしれませんし、大丈夫という言葉に安心して予約を無視してしまうかもしれません。三カ月、六カ月、一年と過ぎていけば、初診時にはがんでなかったとしても、新たにがんが生じているかもしれませんし、もし元々がんであったとすれば進行がんになっているでしょう。

医者にすれば、六週間後に再診をしますと言ってあるので自分に責任はないと考えます。しかし患者は「先生が（おそらく）大丈夫と言ったから安心していたのだ」と訴えます。

アメリカでは患者の追跡調査は医者の責任になります。六週間後の予約日に受診しなかった場合、患者に直接連絡して再度予約をとり、それを記録に残します。連絡がとれない場合は手紙を書き、最終的には三カ月以内に受け取り証明つきの手紙を書き、その中でがんの可能性も明確に述べる必要があります。それだけ念入りにやっても、のちにがんが発生した場合の免責にはならない可能性もありますが、まずは証拠を残すことが大切です。

通常三カ月の診断遅れで訴えられる可能性は非常に低く、裁判になっても医者が負けることはまずありません。

妊娠と乳がん

妊娠の年齢層は二〇代と三〇代が大部分で、四〇歳以下の乳がん患者の全体に占める割合が四～五％であることを考えると、乳がんの診断時に妊娠している患者の数は大変限られてきます。それでも妊婦三〇〇〇人に一人はがんが発生しているし、妊婦に発生するがんの中では乳がんが最も頻度が高いのです。

妊娠中か分娩後一年以内あるいはそれを過ぎても母乳が出ている期間に起こった乳がんを、ＰＡＢＣ（pregnancy associated breast cancer＝妊娠と合併した乳がん）と呼びます。ＰＡＢＣはその症例が少なく医療過誤の件数も少ないので、特に注目を受けることがありませんでした。しかし、近年は初産年齢の高齢化の傾向がみられていて、高齢初産は乳がんの危険因子のひとつと考えられているので、今後はPABCの症例が増加することは十分に考えられます［6］。

生物学的理解や遺伝情報の得られなかった時代には、乳がんが妊娠と合併したときの診断や治療に一定した方針はなく、ただ予後が悪いとのみ教えられてきました。しかし高齢初産の女性が増えてきている社会環境の中で、医者はそのような場合にどう対処するべきかを考えてみる必要がでてきたのです。

PABCは妊娠によって引き起こされたものではありません。単に偶然に同時期に発生したものと理解されています。ただ妊娠による女性の体の変化がこの乳がんの診断と治療を困難にしています。

妊娠中の女性の乳房は、ホルモンの影響でしこりを触れるのが普通ですし、マンモグラフィーも、妊娠していなくても若い女性の場合がん診断の信頼性が低い上に、妊娠中では放射線の胎児への影響を考えると、施行しない場合がほとんどです。妊娠五～八週までに乳腺の増殖が始まり血管も新生され血流も増えてきます。硬く球状に大きく腫れている乳房の中の小さながんを触診で見つけることは不可能です。妊娠によって「しこりができた」「乳頭から分泌が始まった」「他の良性の病気が妊娠によって変化したのかと思った」という医者や患者の先入観が、誤診や診断の遅れにつながってきます。

妊娠の診断がついた第一回目の診察は非常に大切です。それは将来起こってくる生理的変化を追跡する上での基本となる状態であり、ひとりひとりの患者の乳房はその形状がすべて異なっているからです。普通の

［6］アメリカでは、一九七五年には初産年齢が三〇～三四歳の割合は妊婦一〇〇〇人につき五三・四人でしたが、一九九七年にはほぼ二倍の九二・一人になっています。また、同じく三五～四〇歳の割合は一九九〇年は三六・一人でしたが、一九九七年には四四・五人に増えています。さらに一九八四年からは、四〇歳以上の初産も年を追うごとに増加しているという報告もあります。

場合は妊娠中にできたしこりは良性ですが、疑わしい場合は積極的に診断をつける姿勢が大切です。

妊娠中は放射線検査を極力避けるに越したことはありませんが、まったく駄目というわけではありません。患者すなわち母親の命が最優先で、必要な検査や治療は行わなければなりません。腹部を鉛入りのエプロンできちんと覆っていれば、胎児の被曝量を比較的安全なレベルまで下げることができるので、乳がんの特徴を示す微小石灰化像や腫瘍像そして腫瘍の多発性を検索するために、必要ならばマンモグラフィーも行わなくてはいけません。超音波検査は安全な検査です。妊娠中にできた腫瘤が液体を含む嚢腫《のうしゅ》か実質性の腫瘍かの鑑別も可能になります。

いずれにしても、妊娠中に生じた腫瘤に対しては積極的にがんであるかどうかの判断をすることが、医者にとっても患者にとっても大切です。

乳がんの診断がついたら、妊娠中であるという理由で治療を遅らせてはなりません。妊娠中に発生する病気や外傷の治療の基本は母子双方の健康を維持することですが、どちらかが犠牲になるという状況では母親を助けるのが原則です。

その5　薬剤に関する医療過誤

長期喫煙者が肺がんになる、アスベストに曝される環境にいた人が中皮腫になる、非加熱血漿製剤の投与を受けた人がエイズにかかるなどの問題は、その原因が分かったときには大勢の被害者がすでに亡くなっていたり闘病の最中であったりして、非常に胸の痛む思いです。

このようなケースの裁判は、損害賠償の額は大きいのですが（アメリカでは弁護士が集団代表訴訟にもっていくこともあって高い賠償額となります）、時間がかかり、患者への恩恵はむしろ限られてしまうことが多いといえます。

薬剤投与による医療事故や医事紛争もそのような経過をとる場合が多くあります。日本でも最近は薬の問題が新聞やテレビに取り上げられるようになりましたが、一口に薬剤に関する医療過誤といってもさまざまな形で起こってきます。それらを全部ひっくるめると、薬剤投与に関する医療過誤は誤診に次いで件数が多いのです。

薬剤に関する医療過誤は、次の四つに分けて考えることができます。

(一) 投薬の間違い
(二) 薬剤の適応の間違い
(三) 薬剤自体の問題
(四) 臨床試験における問題

■投薬の間違い

医者が処方をして、薬剤師が調剤をして、ナースが患者に投与をするとき、正しい薬を、正しい量で、正しい時間に、正しい投与法で、正しい患者に、投与するのが建前です。しかし、「正しい」の代わりに「間違った」や「正しくない」あるいは「別の」になってしまうことが、どこの国の病院でも頻発しているのです。

アメリカでは多くの場合、間違いにすぐ気づき、副作用の監視をし、対症治療をすることにより大きな事故になることは少ないのですが、それでもできるだけ誤りをなくすようにさまざまな工夫がされてきました。アメリカの多くの病院では薬剤師が病棟でナースや医者と連携をとりつつ薬の安全投与に注意を払っています。

一九九八年、医事紛争専門の保険会社が中心となりJCAHO、FDA、アメリカ薬剤師会などの団体も参加して、投薬に関する問題をそれぞれの立場から考え、間違いを防ぐための対策を討論しました。そこで指摘された大切なことのひとつは、「投薬に関係するひとりひとりの問題よりも、投薬に至る過程の中により多くの問題があることが分かった」ことです。ひとりひとりの人間による間違いが起こらないように注意する必要があると同時に、投薬の過程をできるだけ自動化して行うことにより、大部分の間違いを防ぐことが可能になった、と報告しています。

しかし、医者の処方により薬剤師が調合しナースが投薬する過程は、どんなに自動化しても必ず人間の手が入るため、なかなか間違いはなくならないのです。

投薬の間違いを減らすための留意点（図1）

□薬の名前の似通っているものは復唱する

特に口頭あるいは電話で医者が処方するときに言い間違いや聞き間違いをしやすい、同じような発音の薬があります。こうした間違いは特に夜間や緊急時に起こりやすいです。薬の名前だけでなく、量や投与法の確認も必要になります。

URGENT!

Effective immediately

Due to JCAHO and DHH requirements, the nursing staff must contact the physician for order clarification if any of the following UNAPPROVED ABBREVIATIONS are used in either handwritten or pre-printed Physician Orders:

Official "Do Not Use" List[1]

Do Not Use	Potential Problem	Use Instead
U (unit)	Mistaken for "0" (zero), the number "4" (four) or "cc"	Write "unit"
IU (International Unit)	Mistaken for IV (intravenous) or the number 10 (ten)	Write "International Unit"
Q.D., QD, q.d., qd (daily)	Mistaken for each other	Write "daily"
Q.O.D., QOD, q.o.d, qod (every other day)	Period after the Q mistaken for "I" and the "O" mistaken for "I"	Write "every other day"
Trailing zero (X.0 mg)* Lack of leading zero (.X mg)	Decimal point is missed	Write X mg Write 0.X mg
MS	Can mean morphine sulfate or magnesium sulfate	Write "morphine sulfate" Write "magnesium sulfate"
MSO_4 and $MgSO_4$	Confused for one another	

[1] Applies to all orders and all medication-related documentation that is handwritten (including free-text computer entry) or on pre-printed forms.

*Exception: A "trailing zero" may be used only where required to demonstrate the level of precision of the value being reported, such as for laboratory results, imaging studies that report size of lesions, or catheter/tube sizes. It may not be used in medication orders or other medication-related documentation.

Thank you for your cooperation!

Approved & Distributed by Administration 8/2/05

図1 投薬の間違いを減らすための注意
(Meadowcrest Hospital で配布されたもの)

アメリカでは、処方を受けるナースは三回復唱するように指導されています。具体的には、医者の口頭で指示した処方を復唱し、声に出して書きながら、書き終わった段階で患者の名前と病室番号を確認し、書いたものをもう一度読み上げます。口頭での処方は二四時間以内に医者がカルテにサインをすることも義務付けられています。

日本でも、降圧剤のアルマールと血糖降下剤のアマリールを間違えたとか、タキソテールとタキソールを間違えたとかいった医療事故が起こっています。

□読める字を書く

自分でも何と書いたか分からない字を書く人もいて、処方を受けるほうも大変に気を使うことになります。処方や指示が読めないときには、それを書いた医者に直接連絡をとって確認する必要があります。常習の医者に対してはＱＡ（病院内資質管理委員会）からの勧告があり、改善できない場合は病院で仕事ができなくなる可能性もあります。

□メートル法を使用する

イギリスやアメリカでは、日本では馴染みのない単位を使うこともあります。たとえば、グレイン(grain)という単位は薬の目方を量る最小の単位ですが、一グレインは〇・〇六四八グラムに相当します。タイレノールというよく使う解熱鎮痛剤も、かつてはこの単位で処方していたことがありました。

□「・五」と書かずに「〇・五」と書く

〇・五ミリグラムの処方は、「・五」ミリグラムと書かないこと。小数点を見逃して「五」ミリグラムと読んでしまうと、一〇倍の処方になってしまいます。また、「五」ミリグラムの場合に「五・〇」ミリグラムと書かないこと。これも小数点を見逃すと「五〇」ミリグラムを投与してしまうかもしれないからです。

このように小数の書き方で間違わないように、ゼロを小数点の前に書き、小数の部分に書き加える必要のないゼロを省き、ひと桁違った処方をしないように注意します。

□略字やラテン語は使わない

昔の薬学の慣習が残っていてラテン語で書く人もいますが、それを理解できないナースも増えてきています。

□薬剤部での調剤を自動化する

最初の人が薬の調合をした後に患者ひとりひとりの容器に入れ病棟に運ぶ間に、約二％のミスがあるといいます。大きな施設になれば仕事の量も膨大で、ダブルチェック・システムにすればミスは減るものの、一番良いのは自動化された調剤法です。この方法は明らかに人間二人で行うよりも速いし安全です。最近ではロボットを使う方法も始まりました。

コンピューターには患者の状態がすでにインプットされています。そして医者からの処方が入力されると、新しい薬がそれまでの薬と競合しないか、その薬にアレルギーがないか、腎機能や肝機能が落ちている場合には薬の量や適応に問題がないかどうかを調べ、それで問題がなければロボットが調合し、患者ごとの容器に時間別に入れます。もし問題があれば危険信号が出るようになっているのです。

それでも患者に実際に投薬されるときはナースの責任になります。特に新しい薬が処方されたときは、第一回目の投与が安全になされたか、副作用がなかったかの看視が大切で、看護記録に残しておきます。

ＪＣＡＨＯの指示による注意すべき五種類の薬剤

ＪＣＡＨＯの果たす医療施設の標準化が投薬の安全性においても認められ、アメリカの医療施設はＪＣＡＨＯの勧める方式を良いと考え、正しい方法として受け入れる努力をしています（第3章参照）。

各病院にはP&T（Pharmacy and Therapeutics＝薬剤と治療委員会）があり、定期的に医者、ナース、薬剤師が集まります。ＪＣＡＨＯの指示計画に従ったその期間の報告をすると同時に、医療従事者への教育資料を作成します。ＪＣＡＨＯからは五種類の最も注意を要する薬剤（インスリン、麻薬、静脈注射用高濃度カリウム製剤、静脈注射用へパリン、高張食塩水）の安全管理を標準化させるよう指示が出ています。

□インスリン

インスリンは、もし大量に投与されると低血糖になり、時には脳障害を起こしますから、輸液をしつつ点滴で徐々に投与します。点滴の速さが変わりインスリンが突然大量に体内に入るのを防ぐために、注入ポンプを使います。インスリン溶液の濃度と点滴速度の調節を施設ごとに統一することは、ポンプ設定の過ちを防ぐことにつながります。

インスリンとへパリンは同様に「単位（unit）」を使いますし、薬瓶が同じくらいの大きさで形も似ていることから間違えやすいため、同じ棚に置いてはいけないことになっています。実際日本でも、インスリンとへパリンを違う場所に保管していたにもかかわらず間違えてしまった事故があります。

インスリンを処方をするときは単位を「u」や「U」と略さず、"unit"と書かなければなりません。手書きの場合「U」を「0」と間違える可能性があるからです。

□麻薬

アメリカの麻薬の問題は社会全体に汚染が広がっていて、非合法のアヘンやコカインのような麻薬だけでなく、日常医療に使われている鎮痛剤も麻薬常習者に目をつけられています。医者やナースの中にも問題を起こす者がいますので、その管理は大切です。

病棟における麻薬の全量を制限します。一カ月に一回しか使わないような麻薬は病棟に置かないで、必要に応じて医師の処方せんにより薬剤部から取り寄せます。

ハイドロモルフォンとモルヒネを間違えない教育も実施されています。ハイドロモルフォンはアメリカでは商品名のDilaudidが使われますが、モルヒネの五倍以上の強さです。モルヒネ一〇ミリグラム筋肉注射のつもりが、間違ってDilaudidを一〇ミリグラム投与して全量が体内に入ると心停止を起こすかもしれませんから、要注意です。

術後痛などの痛みの治療法にＰＣＡ（Patient Control Analgesics＝患者管理鎮痛法）があります。これは、痛みが強いときに患者自身が器械のボタンを押すことで鎮痛剤が少量ずつ血液中に注入されるようにする鎮痛法です。ＰＣＡによる医療過誤は少ないものの、きちんとしたプロトコルを作り、正しい薬、濃度、量を、正しく注入器にセットして使用することが肝心です。

□静脈注射用高濃度カリウム製剤

カリウムはナトリウムと並び身体の機能を維持するために大切な電解質です。なかでも心臓の収縮にカリウムは欠かせませんが、逆に突然に大量のカリウムが血中に入ると心臓は収縮したまま活動しなくなります。ですから、病院で患者の治療にカリウムの補液をする際は注意が必要です。

高濃度の塩化カリウムやリン酸カリウム溶液は薬剤部以外の場所に置いてはいけません。ほかの薬剤と間違って投与してしまう可能性がないとはいえないからです。なお、商業用としてすでに作られた低濃度カリウムの入っている点滴剤は病棟に保管しても差し支えありません。

カリウムの入った輸液を処方する場合は、薬剤部においてのみ調合されなければなりません。患者の受けている点滴の中に途中でカリウム液を足したり病棟で調合することは禁忌です。患者の血液検査の結果を見たらカリウムが異常値だったからといって、自分で処置しようとしてはいけません。

カリウム濃度を安全な範囲に制限し低カリウム血症の治療の標準化を図ることは各施設で行わなければなりません。一般的には毎時一〇mEqという点滴速度が安全の最大限と考えられています。

□静脈注射用ヘパリン

最近は各種の経皮的に使用する低分子量の抗凝固剤も出まわっていますが、点滴に加えて使用するヘパリンの取り扱いは注意が必要です。それぞれの施設で自分のところの標準の濃度の溶液を薬剤部が提供する必要があります。市販の混合液を利用することもできます。

各溶液にはその濃度および全量を明記したラベルを添付し、明るい色の補助ラベルも貼って、もし商業用のものと異なる場合などはさらに記載ができるようにします。高濃度のヘパリンは、いったん開封したら残りは捨てるようにします。病棟での保管の際に注意することは、インスリンと同じ棚に置かないことです。容器が似ているし、その単位も"unit"を使うからです。

□高張食塩水

熱傷患者や出血性外傷性ショックの患者の救命処置の一環として、臨床実験的に高張食塩水を使うことはありますが、日常の臨床で高張食塩水を使うことは、まったくといってよいほどありません。

その管理は薬剤部で行います。高調食塩水の使用にあたっての基準を各施設ごとに作り、ダブルチェック・システムで他の輸血や血液製剤と同じように扱います。

■薬剤の適応の間違い

薬剤の適応の間違いとは、医者が処方を出すときの問題とも言い換えられます。患者を診察して処方を書くとき、それが患者にとって最適のものかどうかを考える必要があります。

小医の医療と中医の医療

昔からいわれている言葉に
「小医は病を治す、中医は人を治す、大医は国を治す」

というものがあります。

感染があるから抗生物質を投与する、がんがあるから化学療法を行う、高血圧があるから降圧剤を投与する、糖尿病があるからインスリンを投与する、高脂血症があるから薬でコレステロールを下げる、膝が痛いから非ステロイド性抗炎症剤を与える——これらはすべて病を治す目的です。すなわち「小医」の医療といえます。

薬を使わなくてもよいのではないか、食事療法はどうか、適度の運動を始め、アルコールを控え、タバコをやめたらどうか、薬を使って血圧を下げ、コレステロールを下げ、血糖値を下げても、本当にその患者のためになっているのだろうか――人を治す「中医」ならばこのように考えて、患者と一緒になって、その人の生き方に合う最善の治療を提供するでしょう。

医者も患者も薬に対する意識改革が必要

単に風邪をひいて少しくらい熱があっても、抗生物質を投与する必要はありません。しかし、処方せんを書けば医者の収入になりますし、患者のほうも「薬を出してもらった＝治療してもらった」と考えがちです。ところが抗生物質を使いすぎたり長期投与したりすると耐性菌を発生させ、頻度は高くないのですが重篤な合併症も起こすのです。

薬をすぐに欲しがる患者も考える必要があります。忙しく繁盛している医者にはひとりひとりをじっくり診察して養生の方法を説明している時間がありませんから、患者に喜んでもらえる処方せんを書いてしまえば肺炎の予防にはなるだろう（実際にはならないのですが）と考えるのです。薬の安易な使用については、医者も患者も意識改革が必要だと思います。

抗生物質の使用と耐性菌の問題

一九四〇年代にイギリスのアレクサンダー・フレミングがアオカビからペニシリンを抽出して以来、次々と新しい抗生物質が作られ、多くの患者がその恩恵を受けました。

ところが、それに応じて細菌のほうも強くなっていきました。私の病院の細菌検査室で見つかる菌のほとんどがペニシリンに耐性があります。さらに恐ろしいことには、そこで検出される多くのブドウ球菌はメチシリン耐性黄色ブドウ球菌（ＭＲＳＡ）という耐性菌です。

ほかにも、バンコマイシン耐性腸球菌、多剤耐性緑膿菌、あるいはセファロスポリン系の抗生物質の大量・長期使用にともなうグラム陰性の耐性菌など、実にさまざまな耐性菌が報告されていて、薬の選択の重要性と不必要な長期使用の危険性が理解されます。

こうした耐性菌は、正常な免疫力を持つ健康な人では通常は問題になりませんが、手術後の患者や高齢者など免疫力が落ちている人にとっては非常に危険で、命取りになることもあります［7］。

抗生物質の使い方についてのＣＤＣのガイドライン

抗生物質の使い方は外科手術の際にも問題になります。外科手術でも、虫垂炎、胆石、大腸の手術などではそれぞれ抗生物質の使い方が違います。

アメリカの疾病対策センター（ＣＤＣ）は一九九九年に「術後感染予防のガイドライン」を発表しました。ここに述べられている感染予防方法は十分な臨床試験やそれらの報告のまとめから作られたもので、アメリカでは多くの医者がこれに準じた治療を行っています。

ちなみに、手術を受けた患者が術後感染を起こした場合とそうでない場合とを比べると、治療費は一人あたり約五〇万円余計にかかり、在院日数は平均一二日増え、平均死亡率は二倍以上（三・五％対七・八％）になります。

［7］院内感染による肺炎は、院内感染症としては尿路感染に次いで発生頻度が高く、一〇〇〇人の入院につき五〜一〇人の発生率といわれ、死亡率は三三〜五〇％、つまり二、三人に一人は死んでしまう恐ろしい病気です。

■薬剤自体の問題

四〇年以上前に使用禁止となったサリドマイドが、二一世紀になったいま多発性骨髄腫の患者に特効薬として使われるようになっていることからも分かるように、薬の使用に注意が要ることは論を待ちません。

絶対安全な薬というものはありません。いくら臨床試験を繰り返して安全性を確かめても、不思議なことに何か問題が起こってしまうものです。病院内での投薬ミスのように原因と結果が一つで、ひとりが不幸になるのと異なり、薬の予期せぬ副作用により発生した医療過誤は多くの患者を不幸にするので大変です。

アメリカでは食品医薬品局（ＦＤＡ）が薬の認可をしますが、それと同時に、副作用の報告があると医者や医療施設に注意を喚起したり、使用の中止を命じたりもします。日本でも薬の安全性については厚生労働省や医薬品医療機器総合機構が情報収集・提供を行っていますが、そのスピードや徹底度はアメリカと比べるとかなり見劣りします。

ＦＤＡが認可を取り下げたり要注意薬として観察を始めると、目ざとい弁護士が動きだします。新聞やテレビに「最近〇〇という薬で△△を起こすという事故が起こりました。もしあなたも同じような症状やそれと関係がありそうな問題があったら、私のオフィスに連絡をください」という広告を出したりして、集団代表訴訟にもっていく準備を始めるのです。

肥満治療薬 Redux と fen-phen による心血管異常

アメリカでは成人の六五％が肥満であるといわれ、肥満は喫煙に次いで「予防できる死亡原因」の第二位であり、毎年推定三〇万人が肥満に関係した原因で死亡しています。そのため減量に取り組む人は多いのですが、食事療法や運動療法で効果のなかった人は、薬剤による治療や肥満治療手術を受けることになります。

そのような中、肥満治療薬の Redux も fen-phen も広く使われていたのですが、ともに心血管系の重篤な合併症が報告され、集団代表訴訟が起こされました。

□ Redux

一九九六年、Redux を三カ月以上使用すると特発性肺動脈高血圧症の発生が九倍も増加することが分かりました。特発性肺動脈高血圧症は四年のうちに四五％の患者が死亡するという重篤な病気なのですが、その発生率は通常は成人一〇〇万人あたり年間一～二人とまれです。しかし、Redux を使っている人には一八例の発症があり（最終報告では四六例）、なかには心臓移植を受けて一命をとりとめた人もいました。

そこで製薬会社は、その使用を本当の肥満の人、すなわち肥満指数（ＢＭＩ）が三〇以上の人か、ＢＭＩが二七以上で高血圧症、糖尿病、高脂血症を合併している患者に制限し、美容のための使用を禁止しました。また、薬の使用中に呼吸困難、狭心症の発作、めまいや失神、下肢の浮腫が認められたら、薬の使用を直ちに中止するように警告を発したのです。

□ fen-phen

fen-phen という呼び名は、フェンフルラミン（fenfluramine）とフェンテルミン（phentermine）が同時に処方されることに由来しています。フェンフルラミンは一九七三年に食欲抑制による肥満治療薬として短期の使用が認められました。同様の薬であるデクスフェンフルラミン（dexfenfluramine）も一九九六年に使用が認められ、"dexfen-phen"という呼び名で使われていました。フェンテルミンはアンフェタミンの一種で、これも食欲抑制剤です。一九五九年にその使用が認められています。

一九九七年、fen-phen使用患者二四人に心臓の弁置換の手術をした報告がメイヨークリニックからFDAにありました。この二四例のうち五例の置換された心臓弁の組織を調べてみたところ、カルシノイド患者の心臓弁の変化に非常に似ていたのです。カルシノイドはセロトニンという化学物質を分泌しますが、フェンフルラミンは脳内でのセロトニンの働きに関係があるので、弁の異常が似ていたことはこの薬の副作用で弁の異常が起きたと推察されたわけです。

この報告から数か月のうちにさらに一〇〇例の心臓弁異常の報告を受けたFDAは、fen-phenあるいはdexfen-phenを使用していた無症状の患者二九一人に心臓超音波検査を行い、三三％の患者の弁に異常が発見されました（最も多かったのは大動脈弁）。FDAは直ちにこれらの薬の販売中止を指示しました。

コレステロール低下剤Baycolによる横紋筋壊死と腎障害

Baycolは一九九七年にコレステロール低下剤として発売されたスタチン剤（セリバスタチン）です。心臓や血管の障害の大きな原因はコレステロールなどの血中脂肪酸の増加と二次的な動脈硬化によりますから、大きな市場を持つスタチン剤は製薬会社のドル箱のひとつです。ところが二〇〇一年八月、突然Baycolの販売が中止されました。原因は、その副作用である横紋筋壊死と腎障害でした。

薬剤の情報をまとめた『PDR』はこの薬の使用に関して「肝臓に機能障害のある人は使用禁止、特にLopid（ゲムフィブロジル）との併用は筋肉痛、力が出ないなどの症状が始まり、横紋筋壊死に次いで腎障害が起こる」と書いてあります。Lopidは特にトリグリセリドの治療に有効な薬なので併用されることが

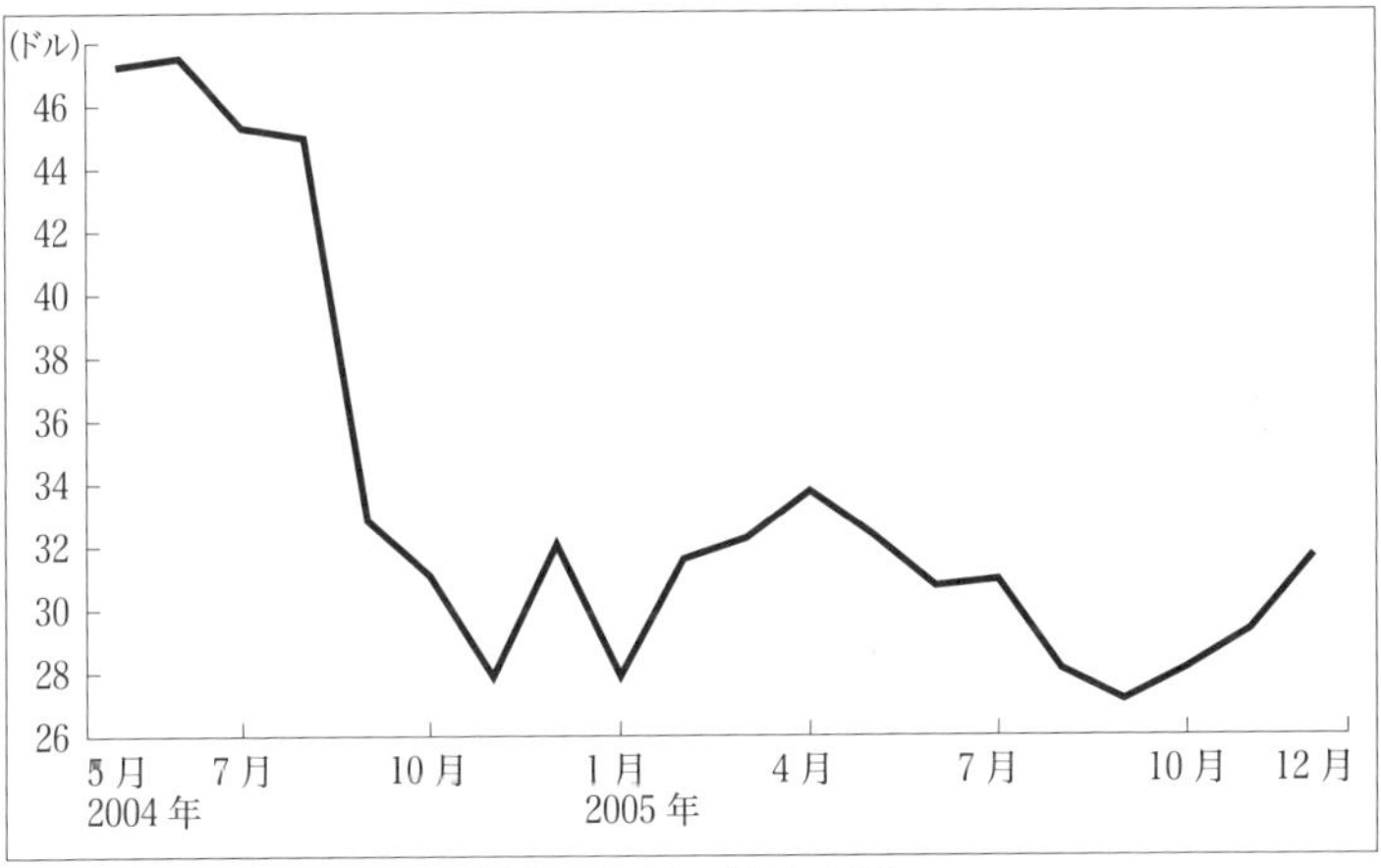

図2　メルクの株価の変動

多く、全部で三一例の死亡例のうち一二例がLopidとの併用例でした。これらの患者は腎障害から多臓器不全を起こし死に至ったものです。

アメリカではほかに五種類のスタチン剤が現在でも使われていますが、それらにも筋肉への副作用が報告されていますし、使用している患者は定期的に肝機能検査を受けるように指示されています。

このようにはっきりとその副作用の可能性が記載されている薬でも、実際に問題が起こると弁護士が集団訴訟にもっていこうとします。日本でも多くの患者さんがスタチン剤の投与を受けていますから、気をつけなければいけません。

抗炎症剤Vioxxと心臓への影響

図2のグラフはニューヨーク証券取引所でのメルクという製薬会社の株価の動きを示しています。二〇〇四年九月の終わり頃に突然四五ドルから二三ドルへ、そして一〇月のはじめにはさらに二八ドルに下がっています。何が起こったのでしょう？

メルクは九月二七日に抗炎症剤Vioxx（ロフェコキシブ）の販売中止をＦＤＡに報告し、それが九月三〇日に発表されたのです。すると、メルクに対しての医療過誤訴訟が相次いで起こりました。Vioxxの副作用による心臓発作、心筋障害が訴訟に持ち込まれたのです。

Vioxxが適用となった病気には慢性関節リウマチや骨関節症あるいは変形性関節症などの急性の痛みや月経不全にともなう痛みなどがありますが、その適用範囲の広さと使用人数の多さ（一九九九年五月の発売以来約二〇〇〇万人が使っていたと推定される）のため問題が大きくなったのです。

販売中止の二カ月後には訴訟件数は七〇〇〇件を超え、最初の裁判がテキサス州で行われました。その裁判では、原告側が「薬の心臓に与える影響を知りながらも、販売を中止しなかったのだからメルクに責任がある」と主張したのに対し、被告のメルクは「この薬には心臓への危険はあるが、患者には元々病気があったので薬の副作用ではない。患者は副作用で心臓に問題を起こすほどの期間薬を使用していない」と応じました。判決はメルクに二五〇億円の賠償を命じるものでしたが、メルクは控訴しています。

同じような裁判がニュージャージー州でも行われ、そこではメルクが勝訴しました。しかし、訴えは増加する一方ですので、負ければメルクの支払う賠償額は五兆円以上になると考えられています。

■臨床試験における問題

一般の人の中には、「臨床試験（治験）」と聞くと実験のモルモットにされるような感覚を持つ人もいます。しかし、一九九七年に日本で実施されたある調査で、臨床試験について一八％は「まったく知らない」、七一％は「聞いたことはあるが、よく知らない」と答えているように、これは臨床試験に対する正しい知識が普及していないことによる誤解です。これには、日本における臨床試験のあり方に問題があったことも大きく影響しています。

日本独特の「治験総括医師制度」

日本では以前は新薬の臨床試験が必要になると、製薬会社はその道で有名な大学教授に依頼していました（莫大な謝礼とともに）。依頼を受けた教授は自分のところに紹介されてきた患者さんを臨床試験に使います。患者さんにしてみれば、大学の偉い先生から「新しい薬が出たから使ってみましょう」と言われれば、断りにくいものです。

こうして十分と思われる治療人数に達すると、「過去の同じような患者」と比較をするのですが、過去の患者群と現在の患者群とは同じ条件ではありませんから、比較した結果の判定も正確ではなく、ごまかすことすらできるのです。

これは「治験総括医師制度」と呼ばれ日本独特のものでしたが、一九九八年に廃止されました。

患者本位の臨床試験システム

現在では、国際的に認められる臨床試験を行うべく薬事法が改正され、それにのっとって臨床試験が行われています。その要点は、

（一）インフォームド・コンセントを得る

（二）製薬会社の責任強化——試験実施書の作成、モニタリング、監査の実施、試験総括報告書の作成

（三）病院内試験審査委員会——客観性の確保、施設外委員の導入、審査内容の充実

（四）試験担当医師の責任の明確化と試験支援体制づくり

です。

なぜこのように煩瑣で多くの人間を要しお金もかかる臨床試験が必要なのでしょうか？

それは患者さんのためなのです。さらに社会の役に立つからなのです。過去に起こったスモン、クロロキンといった薬害は、海外よりも日本で遥かに大きい被害が出ました。しかし、臨床試験をきっちりと行う体制があれば、のちに実地臨床の中で特異反応が起こった際にもすぐに組織として対応でき、次の患者へ注意を喚起し、薬剤の副作用による医療過誤を最小限に食い止めることもできるのです。

しかし、どんなに立派な臨床試験を行っていても、一〇〇％安全な薬は存在しませんから、どんな薬を使うときでも常に注意する必要があります。

□臨床試験の段階

新薬の開発から使用が認められるまでに数々の試験が行われます。薬剤の合成から動物試験を経て、その毒性や体内での吸収分解機序が調べられ、薬剤としての効果も研究されます。「これはいけるな」という段階で臨床試験に入ります。

臨床試験は第一相、第二相、第三相に分けられます。第一相試験では医療施設の医者が健康な有志者を募り、薬の安全性が調べられます。安全と分かれば初めて患者に投与され、薬の効果や毒性・安全性が調べられる第二相試験に入ります。適正な用量や使用法が探られるのです。

そして最後の段階である第三相試験では、病気に対する治療効果を調べるための試験を一定数の患者を対

象に行います。この段階になると製薬会社としても良い結果が欲しくなり、研究者たちも固唾を呑んで見守っていますから、臨床試験を委託された医者も精神的な圧力を受けるのは当然です。なかには謝礼などで問題を起こす医者も出てくるのです。

第三相試験にまで達した薬剤は、責任のある医者や試験のモニター係が細かく観察していますから、アメリカでは患者のほうから医者へ働きかけ積極的に臨床試験に参加する場合もあるぐらいです（インターネットでアクセスできます）。

□前向き無作為化二重盲検試験

前向き無作為化二重盲検試験（Prospective Randomized Double-Blind Study）と呼ばれる臨床試験方法があります。これは、試験薬を投与される患者群と、試験薬の入っていない偽薬（プラシーボ）を投与される患者群を作って比較するのですが、患者も医者もどちらの薬が選ばれているか知らない（double-blind）状態で、対象となる患者を無作為に抽出します（randomized）。十分な人数を集めると、この二つの群には年齢や性別などの条件に差異がなくなり、厳密な比較が可能になるのです。

実際に治療薬が使われていない患者の中にも治療効果がみられる場合があり、これをプラシーボ効果といいます。これは偽の効果ではありますが、無視できないためにこういう臨床試験方法が考え出されたのです。

求められるスピードアップ

日本の製薬会社エーザイの開発したアルツハイマー型認知症の治療薬アリセプトの日本での第一相試験は

一九八九年に始まり、一九九六年から第三相試験に入りました。ところが二年遅れで第一相試験を始めたアメリカでは、一九九三年には第三相試験に入り、一九九六年にはFDAからの認可がおり、一九九七年一月には販売が始まりました。そのため、開発国の日本から患者や家族がアメリカに行って薬を処方してもらうという珍現象が起きたのです。

ほかにも、欧米では使えるのに日本では臨床試験中でまだ使えないという薬がたくさんあります。新薬の開発には実際にその薬が使われ始めるまでに平均一二年はかかるといわれていて、その過程で多くの薬が日の目を見ずに消えていきます。新薬の研究と開発にはこれで終わりということがありません。逆に、常に始まりの連続なのです。

■FDA（食品医薬品局）の歴史と役割

ここまで薬に関する問題について述べてきましたが、アメリカで薬の許認可などを行うのがFDAです。

一八六〇年代、アメリカ農務省には化学者は一人しかいませんでした。それが二〇〇一年には約九一〇〇人のスタッフと一二〇〇億円の予算を持つFDAへと成長しています。

一九〇六年にセオドア・ルーズベルト大統領によって連邦食品医薬品条例が成立し、一九三八年には新薬の発売にあたっては臨床試験による安全性の確認が必要となりました。それにともない、インスリン（一九四一年）やペニシリン（一九四五年）などの医療の歴史の中で大切な薬が認可されました。

一九五三年、FDAは農務省から厚生省の管轄に移されました。

一九六二年にはサリドマイド事件が発生しますが、FDAのフランシス・ケスリー博士はこの薬の安全性に疑いを持ち、販売許可を与えませんでした。彼は薬剤の規制をさらに強化する必要を訴え、その結果「製薬会社はＦＤＡに対して薬の効果と安全性を発売前に証明する必要がある」とする法律が作られました。この法律の制定でＦＤＡには新薬の臨床試験部門が設けられ、現在の臨床試験システムが確立していったのです。

現在ＦＤＡの仕事はますます大変になっています。薬剤に関する医療過誤に対してＦＤＡが果たす役割は無限です。

その6　救急医療と医療過誤

救急の状態とは、「急性の症状を呈しており、急いで診断や治療をする必要のある医学的状態」を指します。そしてその診断・治療は、患者の健康を損ねないように、身体の機能を損ねないように、各臓器の機能を損ねないように、分娩が始まっている場合は母子の健康と安全を損ねないように、行わなくてはなりません。

こうした点に注意を怠ればもちろんですが、ベストを尽くしていても後述するような事情が絡んでくるため、医事紛争におちいってしまうことがあります。ちなみに、一九九七年にルイジアナ州において救急治療の際に医療過誤で訴えられた医者の中で最も多いのは救急医で、全体の二四％を占めています（表6）。

訴えられた医者	人数	訴えられた理由	人数
救急医	36	感染症（敗血症と髄膜炎）	15
家庭医	23	頭部外傷	11
内科医	14	骨折	10
循環器専門医	14	頸椎損傷	9
脳神経外科医	13	心筋梗塞	9
一般外科医	12	肺栓塞	7
小児科医	10	大動脈瘤破裂	7
放射線科医	9	脳卒中	5
整形外科医	4	消化管の穿孔	4
腎臓病専門医	4	気胸	4
産婦人科医	2	不整脈	3
泌尿器科医	2	悪性腫瘍	3
心臓外科医	1	分娩	3
神経内科医	1	裂傷の治療	3
耳鼻咽喉科医	1	アレルギー反応	3

表6　1997年にルイジアナ州において救急治療の際に医療過誤で訴えられた医者の人数と理由

■救急外来でトラブルが増える背景

救急医療では、患者の病状が急性、死亡率や合併症発生率が高い、患者と医者の関係が確立していない、過去の病歴が得られにくい、といった事情があるため、医療過誤／医事紛争のリスクは高くなります。

医療保険がない患者が多い

アメリカでは、たいていの人は少し体の具合いが悪いと思ってもオフィスの予約時間まで待ちますし、たとえ時間外でもかかりつけの家庭医やその代わりの当直医に連絡がとれますから、そのときに薬を処方してもらったり、今まで使っていた薬を一時中止したりします。家庭医は自分の患者や家族のことをよく知っていますから、一時的な指示が出せるのです。緊急に診察や検査が必要な場合には、家庭医の指示で病院の救急外来に行きますが、その際家庭医は救急専門医と連絡をとり患者の状態を説明しておきます。

一方、一部の人、特に医療保険のない人は、よほど具合が悪くない限り医者には行きません。まして救急外来となると、受診するだけで施設使用料として一万八〇〇〇円かかりますし、それに加え血液検査、X線撮影、超音波検査などの検査料と、放射線専門医による読影料がかかります。さらには救急専門医の診察料も別に加算されますから、これらを合計すると、信じられないくらいの金額になってしまいます。したがって医療保険のない人のほとんどは、救急外来でかかった診療費を払いません。払おうにも高くて払えないのです。しかも、そういう患者のほうが医事紛争となるリスクが高いと思われています。

重症患者が多い

病院の救急外来を受診する患者の中には、慢性の病気による合併症を起こしている患者もいます。糖尿病を例にとると、食事療法、経口薬、インスリン注射などで血糖値を正常（近く）に維持することは、医者のオフィスで定期的に診察を受けていれば十分可能ですし、合併症に対しても注意が行き届きます。

しかし、医療保険のない患者だと合併症が起こるまで糖尿病にかかっていることすら知らない場合もありますし、病識の低い人は重症化するまで放っておいて、眼底出血を起こしたり高血糖による昏睡となって病院に担ぎ込まれることもあります。

しかも、たとえそのときに必要な治療を受けられても、あとで腎透析が必要になるかもしれませんし、脚の壊疽を起こしていて切断ということになれば義肢で生活しなければなりません。最悪の場合は死につながります。

救急医にのしかかる負担

救急外来の医者は、単なるインフルエンザや食中毒や便秘による腹痛の患者も診なければなりませんし、その中から重篤な患者を選別し適当な治療をしなければならないので、大変です。

救急外来の医者はひとりひとりの患者に初めて会いますから、診察には時間がかかります。それでも大勢の患者を診なければならず、限られた時間内でのハードな仕事は時にとんでもない誤診につながりかねません。

短時間で病歴をとるのも大変ですが、医療過誤を防ぐための記録は後で分かるように残さねばならず、その時間も限られています（病歴を録音して、後で時間がとれたときに文書化する医者もいます）。救急外来が忙しくなるのは当然ながらオフィスの診療が終わった夜間か週末ですが、その時間には病院のカルテ保管室は閉まっているし医者のオフィスも閉まっていますので、患者の病歴を正しく把握することは難しくなります［8］。

その上、患者の記憶があてにならないことも多く、私の経験でも、婦人科の手術を受けたときに虫垂も一緒に切除したと言う患者が腹痛で救急外来を受診し、結局急性虫垂炎であったことが一度ならずあるのです。

また、救急患者の診療を拒否することは法律で禁止されています。アメリカにはＥＭＴＬＡ（The Emergency Medical Treatment And Labor Act）という法律があり、「救急に来る患者は誰でも平等に

［8］電子カルテを導入し、古いカルテを倉庫に保管したため、持ち出してくるのに時間がかかる上、時間外にはそれを見ることが不可能になってしまったというケースもあります。

診療を受けることが保障され、保険の有無や経済状態で診療の内容を変えてはならないし、それを理由にして診療を拒否したり州立の慈善病院に転送してはならない。それは〈差別〉という人間の基本的人権に反する行為と考えられる」とされています。

もしこの法律を理由に医事紛争が起こると大変なことになります。人権侵害という憲法違反は重罪である上、普通の医療過誤の領域を外れてしまうので医療過誤保険が適用されず、その出費はすべて自己負担になってしまいます。

コールマン対ディーノ

ニューオーリンズ郊外にある小さな病院の救急外来に医療保険のない患者が腕の痛みを訴えてやってきました。救急医はその患者を診察して抗生物質の点滴が必要と判断し、それには別の病院が適当と考え、患者にそのことを伝えました。

患者がその勧めを受け入れたので、救急医はその病院に電話を入れ、患者が到着したら直ちに治療が開始できるように計らいました。しかし、その患者が相手先の病院に着いたのは何時間もたってからでした。翌日になって腕の痛みはますます強くなり、外科医は壊疽を起こしているから腕の切断が必要と判断しました。

その患者は最初に診療にあたった救急医を、抗生物質の投与の遅れが切断を余儀なくしたと訴えました。被告側の弁護団は、患者の移送は患者により良い治療を受けさせる目的でなされたのだと主張しましたが、裁判所はこの移送は経済的な理由によるものであるとし、さらに「意図的な患者の投棄」と呼ぶ範疇を判例に付け加えました。その上、これは医療過誤保険の対象ではないとし、医者の自己責任で四億円の賠償を命じました。現在、この裁判は上級裁判所で審理されています。

■救急外来でのトラブルを避ける方法

「その3　医療過誤の発生とその分析」でも述べたように、救急医療でも医学的な理由と非医学的な理由で医療過誤が起こります。特に救急医療では誤診や診断の遅れが起こりがちで、不適当な手術や治療、薬剤投与の誤りといった医療に直接関係する誤りは、より重篤な結果を引き起こすので、注意が必要です。

もちろん、医療とは関係のない理由での医事紛争も容易に発生しやすい状況にあります。救急外来に来るという時点で患者はすでに肉体的に相当具合いが悪いわけですし、精神的にも大きな不安状態にあります。したがって、誰もが自分こそ早く医者に診てもらう必要があり、待つことなどとんでもないと考えますから、患者やその家族は簡単に不満を持ち、怒り、そして言葉の行き違いも起こりがちです。

こうした問題を避けるためにはトリアージとMSEという二つの方法があります。

トリアージ

トリアージとは、元来は戦場や大災害のときに使われる言葉です。負傷者が大勢いる場合に、死亡者をできるだけ少なくするため、受傷の程度に応じて治療の優先順位をつける仕組みです。

この方法は、患者が多くて忙しい救急外来で導入されています。医者かそれに準ずる資格を持った人（多くの場合経験を積んだナース）が、患者が来たらすぐに面接し、あらかじめ用意された質問用紙に患者の問題を書き込み、その緊急度や特殊性に応じて、

（一）待合室で待つ
（二）診察室で診察・検査、そして治療を受ける

(三) 蘇生室で集中治療を始める
(四) 小児科や産科などの専門科に送る

に患者を振り分けるのです。

MSE

これに対しMSE(Medical Screening Examination)は、順番に患者を診る方法です。救急の専門医やそれに準じた医者が次から次へと患者を診察していきます。病歴をとり、患者の状態や臨床診断によって臨床検査や画像診断の指示を出します。

患者が安定状態になったら、次にどうするかを考えなければなりません。すなわち、

(一) 継続的に病院内での治療が必要なら入院させる
(二) 患者の要請あるいは医学上の理由で他の施設に転院させる
(三) 患者が安定していて、もし継続的な治療が必要であっても患者の家庭医や、しかるべき専門医のオフィスで治療ができるなら、そのための指示や処方せんを書き、そのコピーを記録として残し帰宅させる

のどれかに決めて手続きをします。

■救急外来で医療過誤を起こしやすい疾患

救急医療で問題となりやすいのは、頭部外傷や脊椎損傷、急性心筋梗塞、小児感染症(特に急性脳髄膜

炎）などです（表5も参照）。

頭部外傷

アメリカでは毎年二〇〇万人が頭部外傷により医療施設で診察を受け、そのうち四〇万人が入院治療の必要があり、七万人が死亡しています。

頭部の外傷では、最初の診察をきちんとすることが大切です。軽度の脳震盪《しんとう》などの場合は脳に大きな障害が起こっていることはまれですが、硬膜外血腫があると、診察中は正常でも二四～四八時間後に意識障害が起こりますから、どの患者にどの程度の検査をするかの判断力が要求されます。

日本では多くの病院にCTがあり、救急で来る患者すべてにCTを行っているところも多いようですが、問題はそのCTを誰がいつ読影して患者の治療に利用するかです。多くの病院ではCTを撮っても専門の医者が直ちに読影するのではありませんし、その結果が直ちに治療につながるわけではないのです。一台数億円もする機械を買い、その支払いに追われて誰彼構わず検査をするのでは、医療の本質から離れてしまいます。

脊椎損傷

脊椎損傷の原因の半分は交通事故です。あとは落下事故、暴力による打撲、スポーツ外傷がそれぞれ一五～二〇%を占めています。脊椎損傷のうち頸椎が五五%と半分以上を占め、胸椎三〇%、腰椎一五%と続きますが、損傷部が上のほうであるほど体の機能に大きな影響を与えます。

クリストファー・リーブという俳優が落馬による頸椎損傷で四肢麻痺になり、その合併症で九年後に亡くなりましたが、脊椎損傷で明らかな麻痺を起こしてしまっている場合は回復の見込みはほとんどありません。

臨床的に脊髄損傷の所見がない場合でも、脊椎骨折を見落とさないようにすることが大切です。これを見逃してしまい、後で麻痺を起こすようなことがあれば、患者の一生を台無しにし、経済的にも大きな損失を生じ[9]、さらに医療過誤としても大問題です。

脊椎損傷の頻度は交通事故などの場合でも五%以下ですが、救急外来では脊椎損傷をいつも想定して搬送と治療を行います。患者の意識がはっきりしていてアルコールや薬の影響下にない場合、頸部に痛みの訴えがなく圧迫痛もなければX線撮影を必要としませんし、頸部の固定器具も外してかまいません。

それでも、やり過ぎよりは見逃しのほうが恐ろしいですから、頸部の単純X線撮影を行う場合も多いのですが、実際には、X線撮影をしても夜間の場合に誰がその読影をするのかも問題で、アメリカの場合は放射線診断の専門医が二四時間待機しています。

しかしその一方で、頸椎損傷患者のうち成人の一〇~一五%、小児の四〇%では単純X線撮影で異常を認めなかったという報告もあり、医療過誤の件数の高いことが理解されると思います。

[9] ちなみに、一九九二年のアメリカのデータですが、下肢麻痺の患者が亡くなるまでにかかる医療費は平均二一〇〇万円、四肢麻痺の場合は五八〇〇万円にものぼります。

急性心筋梗塞

心臓の冠状動脈は心臓の筋肉（心筋）への血流を担う動脈ですから、その血流障害は心筋の機能を低下させ、血流が完全に遮断されると心筋は壊死を起こします。

動脈硬化で血管内にコレステロールをはじめとする沈着物質（プラーク）ができ、内膜の肥厚と動脈内腔の狭窄が始まると、最初のうちは何ら問題はありませんが、そのうち十分な血液が得られなくなった心筋は酸欠状態におちいり、胸が苦しい、痛い、めまいなどの訴えが起こってきます。狭心症の症状です。

病状が進むと、プラークが突然壊れて血栓となって血流を遮断し、心筋に血液が届かなくなります。これが心筋梗塞です。こうなったら、もはや時間との勝負です。少しでも早く適切な治療を開始して心筋の壊死をくい止めないと、死んでしまいます。

狭心症で心筋に異常のない段階で冠状動脈の狭窄を発見できれば、治療も安全に行えるし、予後も良いのですが、その時点の患者の主訴は特別なものではないことが多く、お腹が痛いとか肩がこったようだと言う人もいます。タバコの吸いすぎで慢性の呼吸不全のある人が息苦しいと訴えてきても、そういう患者では医者の頭には肺の問題がこびり付いています。

また、病院の救急というところは何かと騒々しいので、患者も落ち着かず、心電図をとっても判読しにくく、心筋梗塞や虚血性の変化が出ていても見逃す可能性もあります。最近では、心筋が壊死におちいる段階で分泌される化学物質を測定できるようになり、心筋梗塞の診断に利用されていますが、検出されない場合もあります。

ひとたび心筋梗塞の診断がついても、次にどの専門科に治療をバトンタッチするか——経過観察とするの

一次救命処置（BLS）と蘇生のABC

目の前で誰かが意識障害を起こして倒れた場合、息をしているか、心臓が動いているかを確かめ、心肺が停止しているときには蘇生術を行う必要があります。この一次救命処置（BLS）の基本であるABCについては、医学生はもちろん知っていますし、一般の人でも見たり聞いたりしたことのある人は多いでしょう。

A＝Air way（気道の確保）の例としては、おもちが喉に詰まった場合のように、空気の通り道の塞がっているのを取り除く作業です。と同時に、意識を失ったときには舌の根元が気道を塞いでしまうので、顎を引き上げ気道を開いてやることも大切になります。アメリカではおもちの代わりにステーキの塊が喉に詰まることがあり、店によってはその詰まった肉を取り出す器具が置いてあります。

B＝Breathing（呼吸機能の確保）は、いわゆる人工呼吸です。テレビドラマなどでもマウス・ツー・マウスで息を吹き込んでいるシーンはよくありますので、一般の人も見て知っているでしょう。最近では、相手の口に直接触れないで息を吹き込める器具がいろいろ作られています。

C＝Circulation（循環機能の確保）も映画のワンシーンによくありますが、頸動脈をさわって脈のない場合に心臓マッサージを行うことです。

しかし、心臓発作の場合、このABCだけで救える命はほとんどないのです。心臓発作の大部分は、心室細動と呼ばれる心機能の停止が占め、突然死の多くがこの心室細動によります。したがって、この治療を分単位で迅速に的確に開始すれば、助かる確率が高くなります（心停止から三分以内なら脳を救うことができます。三～五分が運命の分かれ目、一〇分以上の心停止は、特別な場合以外は心機能が回復しても脳の機能は戻りません）。

心室細動に対しては電気ショックを与え（除細動）、興奮している心臓を静め本来の動きに戻してあげる治療が必要です。AED（自動体外除細動装置）は、電源を入れて指示どおりにケーブルをつないだ電極を患者に貼り付ければ、除細動治療をする必要があるかどうか器械が自動で判断してくれますから、「適応あり」となればただボタンを押すだけです。アメリカではアメリカ心臓協会（American Heart Association）が中心となり公共施設にはAEDが設置されています。一般の人でもBLSの訓練を受ける際はAEDの訓練も含まれているので、救命に役立っています。

「医療は医者のみが行う」という日本の医師法はすでに時代遅れになっています。医療にお金のかかる現在、誰もが医療の一部を担う必要があり、受けた訓練のレベルや持っている資格によって医療を分担するようになってきています。最終的にはもちろん医者が診断と治療の中心になり責任をとるのですが、タイムリーな医療がもっと大切なのです。

患者の訴え	人数	比率（%）
胸痛・圧迫感	282	92.7
呼吸困難	87	28.6
冷や汗	57	18.6
吐き気・嘔吐	55	18.0
動悸	10	3.2
失神	9	2.9
その他	65	21.3

表7　心筋梗塞に関する医療過誤と患者の訴え（303例、1996年）

か、それともカテーテル治療や血栓溶解薬治療を行うのか、はたまた専門病棟で集中管理をするのか内科病棟で心電図をモニターしながら治療するのか、など――の判断をしなくてはなりません。

こうした過程での誤診や診断の遅れ、治療の遅れが、医療過誤につながっていってしまうのです。今まで心筋梗塞の誤診や治療の遅れで医療過誤裁判になった症例を検討してみたところ（表7）、驚いたことに三〇三人の患者のうち二八二人（九二・七％）で胸の痛みや圧迫感が病歴に記載されていたにもかかわらず、それが診断や治療に結び付かなかったのです。

医療は後戻りができません。今そこにいる患者を診察し、検査をし、それをもとに診断をします。すべての患者が一回の診察や検査で診断がつくわけではありません。医療は一〇〇％信頼できる科学領域ではないことを思い出してください。その不確実な領域で働く医者にできることは「疑わしきは罰する」姿勢を持ち続けること、すなわち、不確かな場合は患者を入院させ臨床経過を観察をするのが最善の道なのです。

心筋梗塞を疑うのに十分な訴えがあっても、間違いは起こります。その原因としては以下のようなものがあります。

・病歴をもっと詳しく聞き、古い記録も調べる必要があった
・非定型的な臨床例で、他の病気との鑑別に問題があった

・心電図の読み間違いがあり、古い心電図との比較が必要であった
・心筋梗塞のマーカーに頼りすぎ、偽陰性であった
・患者が医療費のことを考え入院するのに抵抗があった

患者のすべてが同じ症状で、同じ訴えをし、同じ検査や心電図の変化があり、同じ臨床経過をとるならば、ロボットでも医療ができます。しかし人間は十人十色、必ず標準の医療からはみ出す部分が出てくるのです。

心筋梗塞の場合でも、そのはみ出す部分への対応が医療過誤対策上のポイントであり、患者の個人差によって起こる障害を最小限にくい止めるところに解決があります。患者や家族とよく話をし理解してもらい、そしてそれを病歴に明快に書き残しておくことが良い医療につながり、ひいては医療過誤対策にもなるのです。

小児の感染症

子供というのは大人のサイズをただ小さくしただけではありません。子供に特有の病気や症状もありますし、問診をしても細かいことは聞き出せません。泣いたり暴れたりして触診や聴診が十分にできないこともしばしばです。

□アメリカにおける小児医療

日本の最近の若いお母さんの中には、子供が熱を出したり、吐いたり、下痢をしたりすると、必要以上に心配してパニックにおちいる人もいます。しかも小児科医が少ないですから、病院の救急に連れてきてもそ

こには同じような子供が大勢待っていて、すぐには診察をしてもらえません。

その点アメリカでは家庭医を持っている人が多いですし、特に子供の場合は出産時に小児科医が分娩室に待機して、生まれてくる赤ちゃんの診察をするのが常です。産後もオフィスで定期的に診て必要な予防注射も行います。また、親に医療保険がなくても子供には必要な医療が提供できる仕組みがあります（第5章参照）。

子供の具合いが悪いときには親はその小児科医の指示をもらいます。診療時間外の場合は、その医者でなくても同僚の誰かが当直をしていますし、少なくともどこかの小児科医に連絡がとれるようになっており、親でもできる応急手当てが開始できるのです。

かなり具合いが悪い様子ですと、医者は自分のオフィスで診察をするか、小児病院や小児救急に患者を送ります。そこには専門医がいて、診察と必要な治療を始めます。

□小児救急診療の流れ

小児救急に子供が熱を出してやってきました。医者は診察と必要な検査をします。これはどの領域でも同じに大切なことです。発熱の原因を調べて、その診断により治療を開始すると同時に、患者をどこに送るかの選択をしなければいけません。家に帰すか、入院させるか、手術をしなければならないか、集中治療室で管理をしなければいけないか、さまざまな選択肢があります。

その際の指針として以下のようなものがあります。
・生後一二週以内の新生児の発熱では敗血症を疑い、入院させて直ちに診療を開始する
・子供の発熱でも重篤な疾患や症状が認められず帰宅させた場合、一二時間以内に医者か責任のある

ナースが直接母親に連絡し、患者の状態を確認し異常のないことを確かめる
・髄膜炎の疑いのあるときは直ちに治療を開始する
・患児の適切な観察が不可能な家庭状況と判断される場合は入院させる

アメリカでも子供の発熱は問題のない場合が多いので、たいていは帰宅させます。その場合、経過観察が適切に行われ、問題が起こっていないかどうかを確認するのは医者の義務とされています。「何かおかしなことがあったら連絡しなさい」とか「また病院に連れてきなさい」と母親に指示しておいたのに、実際に何かが起こったときに医者にすぐに連絡をとらず、母親の処置が適切でなく、悪い結果となった場合でも、医者や病院は免責されない可能性があります。

□インフルエンザの予防注射

風邪やインフルエンザが子供で問題になるのは、抵抗力が弱く、二次的な病気や重篤な状態におちいりやすいからです。

インフルエンザは予防注射があります。全部のウイルスの型に効くわけではありませんが、もしインフルエンザに感染したときの状態を考えると、予防注射を受けたほうがよい人たちがいます。CDCの勧告では、六五歳以上の老人、老人ホームの居住者、二一～六四歳の人で何らかのリスクを持っている場合（糖尿病、慢性呼吸不全や喘息、うっ血性心不全、透析など）、生後六～二三カ月の乳児、妊婦、医療従事者、在宅看護などの従事者、が適応になっています。

□急性脳髄膜炎

急性脳髄膜炎が救急医療を通じての医事紛争で高い頻度を占めているのはなぜでしょうか？　それは、子

供に多く、診断と治療が困難であり、しかも予後が悪いことに由来していると考えられます。

新生児では一〇〇〇人あたり〇・六〜一・三人の頻度で起こり、この発生頻度はここ二〇年間変わっていません。病原菌はB型連鎖球菌[10]、大腸菌、リステリア菌の三種類です。発症例の半数の母親は保菌者ですが、残りの半数の感染源は不明です。発症は生後一週間以内が多いのですが、生後一週間〜数カ月に発症することもあります。

乳幼児では、同じ髄膜炎といってもずいぶん違いがあります。一九九〇年のアメリカでは、髄膜炎の全症例の四分の三が二〜五歳の子供でした。病原菌は新生児とまったく異なりb型インフルエンザ菌、肺炎球菌、ナイセリア菌ですが、現在はこれらのワクチンが開発されたため感染は減っています。ただ、それとともに思春期〜若年成人の発生例が増え、大学の寮や軍隊で発生したり、ハリケーンのような巨大自然災害の際にもみられるようになりました。

初期の症状は、頭痛、羞明《しゅうめい》（まぶしがる）、頸部硬直、意識状態の変化、泉門の隆起、吐き気や嘔吐などですが、新生児の場合は特にはっきりとした症状がみられず、お乳の飲み方が悪い、神経過敏でぐずる、落ち着かせ機嫌をとれない、大儀そうでぐったりとしている、などの不定症状がみられます。

臨床経過は九〇%が潜行性で、じわじわと進みます。残りの一〇%は劇症型で、急激に発祥し出血斑や紫斑をともない、処置を迅速かつ適切に行わないと虚脱症状から循環器障害を起こし死に至ります。特に髄膜炎菌の場合に顕著です。

[10] B型連鎖球菌は妊婦の腟内に存在し、出産時の母子感染が問題となります。新生児一〇〇〜二五〇人に一人の割合で感染の徴候がみられます。

初期の鑑別診断として急性胃腸炎、上気道炎、肺炎、中耳炎、ウイルス性症候群などがあげられますが、髄膜炎の疑いがある場合は治療を直ちに開始するのが鉄則です。それでも死亡率は二〇～四〇%、命が助かっても長期の二次的障害が残ることも少なくありません。輸液と抗生物質の投与を開始し、全身状態が良くなるまでは腰椎穿刺も控えます。脳圧亢進症状への対処も必要です。副腎皮質ホルモンも効果がありま す。集団発生が起こった場合には、集中したワクチン投与が行われます。

その7　麻酔と医療過誤

■麻酔による医療過誤が起こる背景と実態

麻酔には全身麻酔、腰椎麻酔と硬膜外麻酔、局所麻酔などの種類がありますが、医療過誤として一番問題になりやすいのは全身麻酔による手術に関連したものでしょう。

こうした手術における麻酔の役割は、手術にともなう痛みを抑制し、手術中の記憶を消失させ、外科医が手術に専念できる患者状態を提供することです。そのためには、使用する麻酔薬やその他の薬の作用を十分理解していなければなりませんし、手術中は心肺をはじめ重要臓器のあらゆる機能をモニターして患者の全身状態を安全に維持する必要があります。

アメリカの場合

先に述べたように、麻酔は片手間にできるような仕事ではなく専門の医療であり、アメリカでは麻酔専門医のみが従事しています[11]。その上アメリカには、CRNAという麻酔専門看護師がいて(第3章参照）、麻酔医の監督下に実際に麻酔を行うのです。私の目から見ても、経験のあるCRNAのほうが、未熟な麻酔医よりもはるかに安心して手術ができます。

アメリカでも、かつては麻酔による医療事故は多くの場合重篤な合併症をともない、死に至ることもまれではありませんでした。そのため、医療過誤保険における麻酔科の危険度(危険度が高いほど保険料も高い)は脳神経外科医、産婦人科医などと並んで最も高いレベルⅦでした。

しかし現在では、新しい安全な薬剤やモニターの開発と、アメリカ麻酔学会による安全性向上への取り組みが実り、麻酔による死亡例は一万件に二人であったのが二〇万〜三〇万件に一人へと四〇分の一に減り、保険における危険度もレベルⅤにまで下がりました。

日本の場合

しかし日本では、麻酔専門の医者の数が非常に少なく、多くの病院では外科医が麻酔を行っているのが実情です。日本麻酔科学会の調査によると、全身麻酔下の手術を行う病院の半数では常勤の麻酔科医がいないそうです[12]。そのような病院では、非常勤の麻酔医を雇うか、外科系の医師が麻酔を行っているのです。また、たとえ常勤医がいても、人数が足りないために同時に複数の手術をかけ持ちすることもあります。

[11] 最近では、心臓手術、移植手術、小児外科手術など特殊な領域の手術の麻酔を専門とする麻酔医も増えてきています。
[12] さらに、新研修医制度のあおりで大学の医局が派遣先病院から医師を引き揚げ始めていることも、麻酔医不足に拍車をかけています。

専門の訓練を受けた経験の豊富な麻酔医でも時には冷や汗をかくような出来事にぶつかるのですから、同時に二件の麻酔をしたり、外科医が片手間で行っていたりすれば、重大な結果をまねく危険性が高くなることは想像に難くありません。

こうした麻酔医の人数不足の問題もありますが、日本の小さな病院における全身麻酔の安全性は危惧されるところです。また、脊椎麻酔による医療事故の九八％は防ぐことができ、実際アメリカでは激減しているのですが、今でも事故の多い先進国は日本だけです。

□中部地方の国立病院での訴訟事例

五三歳の男性が全身麻酔で甲状腺の手術を受ける際、挿管がうまくいかず酸素飽和度が低下しました。手術室には麻酔医はおらず外科医のみで、緊急事態の知らせで麻酔医が駆けつけたのは一〇分後で、患者は脳死状態のまま一カ月後に死亡してしまいました。

遺族は医師の技量と知識の不足による事故として国を訴えました。国は「医師は経験も豊富で措置も適切であった」と主張していますが、裁判所に提出された麻酔科教授による鑑定書は「麻酔に対する知識も技術も未熟な外科医に麻酔を担当させた病院側の責任は重い」と指摘しています。

□東北地方の県立病院の訴訟事例

腰椎麻酔による虫垂炎の手術で、開腹後に患者（中学生）が息をしていないことに気づきました。二人の外科医は手術に専念していて、患者の状態は看護師がモニターしていたのですが、パルス・オキシメーターは装着されておらず、血圧計と心電計は使用されていたものの異常を警告音で知らせる設定にしていませんでした。

脊椎麻酔では呼吸が抑制されて不測の事故も起こり得ますから、手術中は常時患者の状態をモニターするのが基本です。

■全身麻酔の過程と医療過誤

全身麻酔の準備

患者は手術前に全身麻酔の適応があるか調べられ、麻酔に関するインフォームド・コンセントを受けます。麻酔前の患者の状態を評価する方法としては、アメリカ麻酔学会によるASA分類があります。これは、まったく健康なASA1から瀕死の状態のASA5まで五段階に患者を分けるもので、日本でも広く使われています。

患者の不安を取り除くためや薬に対する副作用を抑えるために術前の薬剤投与を受け、手術室に移送されます。

全身状態のモニターはその手術の侵襲程度により異なりますが、普通は血圧、脈拍、呼吸数、体温、心電図、動脈血酸素飽和度、呼気炭酸ガス濃度をモニターします。血圧は五分ごとのアナログ測定か、プラスチックの管を直接動脈に入れて圧トランスデューサーを使いデジタルで継続的にモニターすることができます。薬剤投与や水分・電解質の補給のための静脈への挿管が終わり点滴が始まったら、全身麻酔が開始されます。

現在使われている麻酔機器はモニターなどの付属部分を含めると五〇〇万~一〇〇〇万円と高価なのですが、不測の事態に備え必ずバックアップを用意しておかなくてはいけません。

気管挿管の技術と合併症

以前は麻酔に関連する医療過誤の大部分が挿管に関係していました。全身麻酔では、吸入麻酔剤や静脈麻酔剤の投与により中枢神経系の抑制を通して感覚、運動、自律神経、反射運動をコントロールします。ですから、気管への挿管時に患者は何も感じないし、せき込むこともありません。筋弛緩剤を併用することもあり、挿管の作業中は患者は無呼吸状態です。時間がたつと体内は酸素欠乏状態になります。脳が一番それに対し影響を受け、通常は数分間なら大丈夫ですが、時間が長くなるとそれだけ不可逆性の虚血性脳障害が起こる可能性が高くなります。

挿管の準備をしている間、麻酔医は患者の口と鼻にピッタリと合うマスクを装着し機械的に一〇〇%酸素を肺に送り込みます。普通は一分以内で挿管しますが、肥満の人や首の短い人、あるいは唾液や胃液の逆流などで視野が悪い場合には、挿管が困難になります。このような場合には無理をせず、酸素を十分に補給した後で再度挿管を試みます。

間違って食道へ挿管すると単に呼吸ができないだけでなく、大量の空気が胃に入るので肺が圧迫されてしまいます。また、乱暴な挿管手技は咽頭の穿孔《せんこう》を起こします。

表8はアメリカ麻酔学会が3年間に起こった麻酔事故による一〇〇四例の訴訟を分析したものです。麻酔に関する医療過誤の多くは呼吸に関する問題で、しかも死亡につながる率が非常に高いのです。

手術中に起こる問題

手術中は患者の状況に合わせて麻酔レベルの維持、輸液、薬剤投与を行います。しかし、手術中に起きる

事故総数		
死亡と合併症	訴訟の数（%）	うち死亡例
死亡	372 例（37%）	
神経損傷	157 例（15%）	
非可逆的脳障害	119 例（12%）	
心停止	70 例（7%）	45 例（64%）
長期人工呼吸器使用	33 例（3%）	16 例（48%）
眼障害	32 例（3%）	
肝障害	28 例（3%）	12 例（43%）
やけど	27 例（3%）	
気胸	19 例（2%）	2 例（11%）
誤嚥	17 例（2%）	
肺浮腫	17 例（2%）	
痙攣	17 例（2%）	
脳卒中	17 例（2%）	
（合併症率が 2%以上の場合のみ、一部訴訟例は重複した合併症）		
麻酔関係の事故（内数）		
事故の種類	訴訟の数（%）	うち死亡例
呼吸器系の事故	333 例（35%）	217 例（65%）
不十分なガス交換	135 例（14%）	95 例（70%）
食道挿管	68 例（7%）	54 例（79%）
困難な挿管	56 例（6 %）	26 例（46%）
空気栓塞	18 例（2%）	9 例（50%）
気道閉塞	16 例（2%）	7 例（44%）
非呼吸器系の事故		
誤った薬剤や使用量	25 例（3%）	13 例（52%）
不適当な輸液	21 例（2%）	15 例（71%）

表 8　麻酔に関する医療過誤の分析（1004 例、アメリカ麻酔学会：JAMA, March 17, 1989, vol. 261, No. 11）
明確な事故かどうか不明な症例も含まれている。

大きな問題は麻酔手技が原因となることは少なく、それ以外の理由で患者の状態が不安定になった際（出血多量による低血圧、低体温、薬剤に対する異常反応など）の対処に不備があったときが圧倒的に多いのです。とはいっても、こういう緊急事態には麻酔医も一緒になって取り組むことも多いですから、もし患者に重大な結果がもたらされて医事紛争になったときには、麻酔医も巻き込まれる可能性はあります。

麻酔の難しさは、飛行機と同じで離陸と着陸のときにありますから、術前の患者評価で手術の危険度について外科医とよく相談しておくことが大切です。

■麻酔の歴史

以上のことから、手術の安全性が麻酔の進歩と安全性の向上に負うところが大であることが理解できたと思います。ここで、その歩みを簡単に追ってみましょう。日本の華岡青洲が局所麻酔を使って乳房の手術を行ったのが一八三五年であることを頭に置いて読み進めてもらえればと思います。

吸入麻酔剤

一七七三年　現在でも軽い麻酔剤として使用されている笑気ガス（亜酸化窒素）の作製〔ジョセフ・プリーストリー、イギリス〕

一八四二年　動物実験で笑気ガスの麻酔作用を確認〔ヘンリー・ヒル・ヒックマン、イギリス〕

一八四六年　ボストンのマサチューセッツ総合病院でエーテル麻酔を使った手術が公開され〔ウィリアム・モートン〕、手術における麻酔の有用性が認識される

一八四七年　エーテル用のマスクが開発され、麻酔専門医の第一号が誕生〔ジョン・スノウ、イギリス〕
一八四七年　クロロホルムの麻酔における有効性が発表される〔ジェームス・ヤング・シンプソン、イギリス〕
一九五六年　強力な麻酔剤としてハロセン（ハロタン）が開発される
現在は、即効性で覚醒の速い安全性の高い多くの吸入麻酔剤が使用されています。

局所麻酔

一九世紀中頃　ペルーの原住民が痛み止めとして使っていたコカの葉からの生成物をコカインと命名〔アルバート・ニーマン〕
一八五三年　注射針が発明され〔アレクサンダー・ウッドら〕、薬剤の静脈内や組織内投与が可能になる
一八八四年　眼科手術へのコカインの応用〔カール・コラー、オーストリア〕。コカインの局所注射が知覚麻痺を起こすことが発表される〔ウィリアム・ハルステッドとリチャード・ホール〕
一八九九年　脊椎穿刺〔ハインリッヒ・クインケ、ドイツ〕の技術と、コカインを使用した脊椎麻酔の発表〔クインケの同僚のアウグスト・ビアー〕

麻酔機器

一九一五年　麻酔中の炭酸ガスを吸収するために、ソーダライム・キャニスターが麻酔器具に挿入されるようになる〔デニス・ジャクソン〕

一九三〇年代　安全な麻酔器の普及〔ブライアン・スウォード〕
一九五二年　麻酔剤の気化と流量調節器〔ルシアン・モリス〕
第二次大戦中　ベネット弁とバード弁を利用した人工呼吸器の開発が始まる

患者のモニター

一九〇二年　麻酔中の患者の状態を麻酔用紙に記録〔ハーベイ・クッシング、ハーバード大学〕
一九〇三年　心電図の原理〔ウィレム・アイントーベン〕
一九四七年　ミリカンの作製したパルス・オキシメーターによる酸素飽和度の測定を航空機のパイロットに行う。その三〇年後、日本光電の青柳卓雄によるパルス・オキシメトリーの改善と普及（一九七四年、日本ME学会）
一九五〇年　血液ガスの測定、生化学検査〔アストラップ、シガード・アンダーソン、ストウら〕
一九五四年　マス・スペクトロメトリー、赤外線吸収の技術を使用した呼気の炭酸ガスの測定〔アルバート・フォークナー、メイヨークリニック〕

挿管の技術

一八七八年　麻酔のための気管内挿管〔ウィリアム・マセワー、スコットランド〕
一八八五年　フェル‐オドワイアー喉頭管の胸部手術への利用〔ルドルフ・マタス、チューレン大学〕
一九一九年　ゴムの管にコイルを巻き付けたマギル・チューブによる経鼻挿管技術の確立〔サー・アイバ

一九二六年　カフ付き気管チューブが空気の漏れを防ぎ液体の流入を防ぐ〔アーサー・ゲデル〕

ン・マギル、イギリス〕

一九四〇年代　喉頭鏡の開発〔テキサス州のロバート・ミラーとオックスフォード大学のロバート・マッキントッシュ〕により挿管が容易になり、現在も使用

筋弛緩剤

筋弛緩剤は麻酔剤の使用量を抑え、喉頭痙攣を予防し、気管内挿管を容易にします。

一七八〇年　南米アマゾンで毒矢に用いられていたクラレがフランスへ持ち帰られ〔フォンタナ〕、作用機序が解明される〔クロード・ベルナール〕

一九四二年　麻酔へのクラレの有用性の報告〔ハロルド・グリフィス、モントリオール〕

一九四九年　脱分極性筋弛緩剤サクシニルコリンの使用〔ダニエル・ボベット〕

一九六〇年代　パンクロニウム、ベクロニウムの登場

静脈麻酔剤

中枢神経の抑制剤の使用は麻酔をより安全にしました。

一九三二年　チオペンタールとチアミラールが合成され、呼吸抑制が強い麻酔導入剤として使用〔リースとグレイ、イギリス〕

一九五二年　新しい薬剤が開発されるようになり、現在の全身麻酔の幕開け

ジアゼパム（一九六四年）、プロポフォール（一九七七年）、ミダゾラム（一九七八年）は現在でも使われています。

オピオイド（アヘン様物質）

一八〇六年　未熟なケシの実からモルヒネを抽出〔セルチュルナー〕
一八三二年　コデインの抽出〔ロビクエスト〕
一八四八年　パパベリンの抽出〔メルク〕
一九三八年　メペリジンの合成
一九四七年　「笑気ガス」＋「酸素」＋「メペリジン静脈内投与」＋「クラレ筋弛緩」により十分な筋弛緩と麻痺が得られたと発表〔ネフ〕

その8　アメリカの裁判制度の問題と医療過誤

■陪審制度

アメリカの裁判制度は、三〇〇年以上前から続いている英国式のコモン・ローを踏襲したものですが、時間とともに両国の司法制度にはおのずと違いが出てきました。その最たるものが陪審制度です。

多くの国では医療過誤を扱う裁判はmagistrates（裁判官、為政者、法執行者）が事案を取り扱っていますが、アメリカでは陪審員が有罪無罪などの判断をします。

陪審員は地域住民の中から基本的には無作為に選ばれる一般の人ですから（選任の詳細は州によって異なります）、市民の一般的常識が反映されるというメリットもあるのですが、一方では、感情や偏見に左右されてしまうこともあり得ます。また、原告側・被告側とも、心証を良くするために大げさな弁護を展開したり、あるいは、自陣に都合のいい証人を選んだりするというような問題もはらんでいます。

■専門家証人（expert witness）

医事紛争として法律の領域に持ち込まれた事案は、行われた医療に何らかの問題があるとして裁判になっているわけですから、それを分析して標準の医療から外れていたのか、それとも妥当な医療だったのかを判断することが専門家証人の役割です。

日本の鑑定人は裁判所あるいは裁判官によって任命されるのに対し（第6章参照）、アメリカの専門家証人は原告側（患者側）と被告側（医者・病院側）がそれぞれ自分たちで選んで依頼します。被告側に雇われても原告側に雇われても、専門家証人になると報酬を得ることになります。通常は、その症例の臨床報告を読み、考え、報告書を作るのに要した時間に対して、一時間いくらで弁護士に請求します[13]。

多くの医者は専門家証人の立場を真剣にとらえ、良い医療を提供するための大切な仕事のひとつと考えています。それでも、その件を受けるかどうかは、特に知り合いの医者が訴えられている場合には迷いが出ます。

専門家証人の問題点

専門家証人による不正確で、偏見に満ち、誤解をまねくような証言からさまざまな問題が起こっているのは事実です。

アメリカで神経外科の学会が、あるひとりの学会員に対し、他の学会員の医療行為を非難し原告側に有利に証言をすることを禁じ、それに違反すると罰則を科し会員の資格を剥奪する、という事件がありました。事情を知らない人からすれば言論統制のように思えてしまうでしょうが、事実は違っているのです。その問題の学会員は、しばしば原告側に立って証言をしていたのですが、同じような症例であっても原告の有利になるように内容を変えて証言していたのです。その医者は学会による処分を不服として訴えたのですが、結

[13] 法廷以外の場所、たとえば弁護士の事務所などで、宣誓させる権限のある者の前で証言することがありますが（証言録取、供述録取、あるいは宣誓供述）、この場合も時間制で報酬を請求するのが通常で、その額はどの医者も似たり寄ったりです。

American College of Surgeons

Expert Witness Affirmation

As a member of the medical profession and the American College of Surgeons, I affirm my duty, when giving evidence or testifying as an expert witness, to do so solely in accordance with the merits of the case. Furthermore, I declare that I will uphold the following professional principles in providing expert evidence or expert witness testimony.

1. I will always be truthful.
2. I will conduct a thorough, fair, and impartial review of the facts and medical care provided, not excluding any relevant information.
3. I will provide evidence or testify only in matters in which I have relevant clinical experience and knowledge in the areas of medicine that are the subject of the proceeding.
4. I will evaluate the medical care provided in light of generally accepted standards, neither condemning performance that falls within generally accepted practice standards nor endorsing or condoning performance that falls below these standards.
5. I will evaluate the medical care provided in light of the generally accepted standards that prevailed at the time of the occurrence.
6. I will provide evidence or testimony that is complete, objective, scientifically based, and helpful to a just resolution of the proceeding.
7. I will make a clear distinction between a departure from accepted practice standards and an untoward outcome.
8. I will make every effort to determine whether there is a causal relationship between the alleged substandard practice and the medical outcome.
9. I will submit my testimony to peer review, if requested by a professional organization to which I belong.
10. I will not accept compensation that is contingent upon the outcome of the litigation.

Name Akio Kitahama

Signature

Name of Certifying Board General Surgery

Date Certified Apr 4, 1978 Date Recertified Oct 23 '87 / Oct 24 '97

図3 医療裁判での専門家証人の誓約書（アメリカ外科学会）

果は一審、二審とも学会側の勝訴でした。

医事紛争では、原告側に立って証言すると普通の報酬以外に多額の謝礼金が支払われる傾向があります。医者の中にはそれを目当てにして原告側に有利な証言ばかりをする者もいて、弁護士向け雑誌に広告まで出しています。逆に被告側に選ばれた証人が、何らかの理由で良からぬ考えを持たないとはかぎりません。

過去の判決文の中には、科学領域における専門家の証言は、それが関連したものでありかつ信頼性のある場合にのみ認容され、もし不適当な証言があれば裁判官の判断でその証言を却下することもあるし、明らかな偽証と認められれば偽証罪で罰せられる、という記述も見受けられます。

専門家証人としての規範

アメリカ外科学会などではその会員に向けて、証言する際の規範として以下のような良心に基づく誓約書を作りました（図3）。それを訳したものが以下です。

医の専門家として、アメリカ外科学会の会員として、私の義務として次のことを誓います。専門家証人として証言する、あるいは証拠を提出する際、私はその訴訟の本来の理非に沿うべく行います。さらに、専門家として証拠を提出したり証言する際には、以下の専門家としての原則を厳守することを誓います。

（一）私は常に事実に即し正直でいます。

（二）私は綿密な、公正な、そして偏見のない態度で、行われた医療行為と事実に対する批評を、関連のある情報を除外せずに行います。

（三）私はその訴訟に関した医学の領域について自分の持っている臨床経験と知識に基づいた事実によって証拠を提出し証言します。
（四）私は行われた医療行為を評価する際に、一般的に受け入れられている標準を基にして、一般に標準の範疇に入る行為を非難することなく、また標準以下の範疇の行為を推薦したり見逃すこともせずに、行います。
（五）私は行われた医療を評価する際に、それが行われた時点で受け入れられていた標準の医療に基づいて行います。
（六）私は、完璧で客観的で科学的事実に基づいた、そしてその訴訟の解決に助けになるような証拠や証言を提供します。
（七）私は、受け入れられる標準の医療からの逸脱と、運の悪かった特異な結果との差異を明確にします。
（八）私は、申し立てられた標準以下の治療と医療の結果との間に因果関係があったかどうかを判断するために最善の努力を惜しみません。
（九）私は、もし自分の属する専門学会からの要請があった場合、その証言や陳述書を同じ領域の専門家たちの評価を得るために提出します。
（十）私は裁判の結果による成功報酬を受けません。

Medical Review Panel

ルイジアナ州にはMedical Review Panelと呼ばれる制度があり、医療過誤が州に提訴されると専門家によりその訴えの医療内容を審査します。原告側と被告側の専門家と、両者によって指名された第三の専門家が選ばれ、共同の意見書を作るのです。私もその経験がありますが、報酬はどの立場でも三万円が相場です。

自分が被告側を代表するときには多くは医療的に問題がないので弁護しやすいのですが、原告側に立つ場合でも、行われた医療に問題がないと思えばそう証言します。

第5章

医療経済の問題

医療費の増大は世界中の多くの国で重要な問題になっています。日本でも、増大を続ける医療費を抑制するために、この数年で医療政策が大きく変わり始めています。しかし医療の内容や安全性を考えたときに、その方向が本当に国民のためになる道なのかどうか、多くの疑問が起こってきてもいます。たしかに医療にはお金がかかります。それも半端な額ではありません。だからといって、単に節約をすればよいという話にはなりません。なぜなら、これまでの章で述べてきたように、医療には質の維持と安全性の確保も求められているからです。

その1　日本の医療はお金がかかりすぎているのか

■医療費に関する各国間の比較

それぞれの国は経済力も違いますし、人口の多寡、老人の占める割合、医療の仕組み、福祉政策なども異なり、簡単には比較できません。それでも彼我の差を知ることは、これから私たちがどういう医療政策を選択すればよいかを考える上で、たいへん役に立つことだと思います。

医療費の支払い方法

当然ながら、医療にかかる経費はどこの国でも何らかの形で国民が支払っています。それは税金の形であったり、医療保険の掛け金としてであったり、あるいは直接自分の懐（個人医療保険を含む）からであったりします。大まかに言えば公的なものと私的なものがあるわけで、その公私の比率はその国の医療政策や

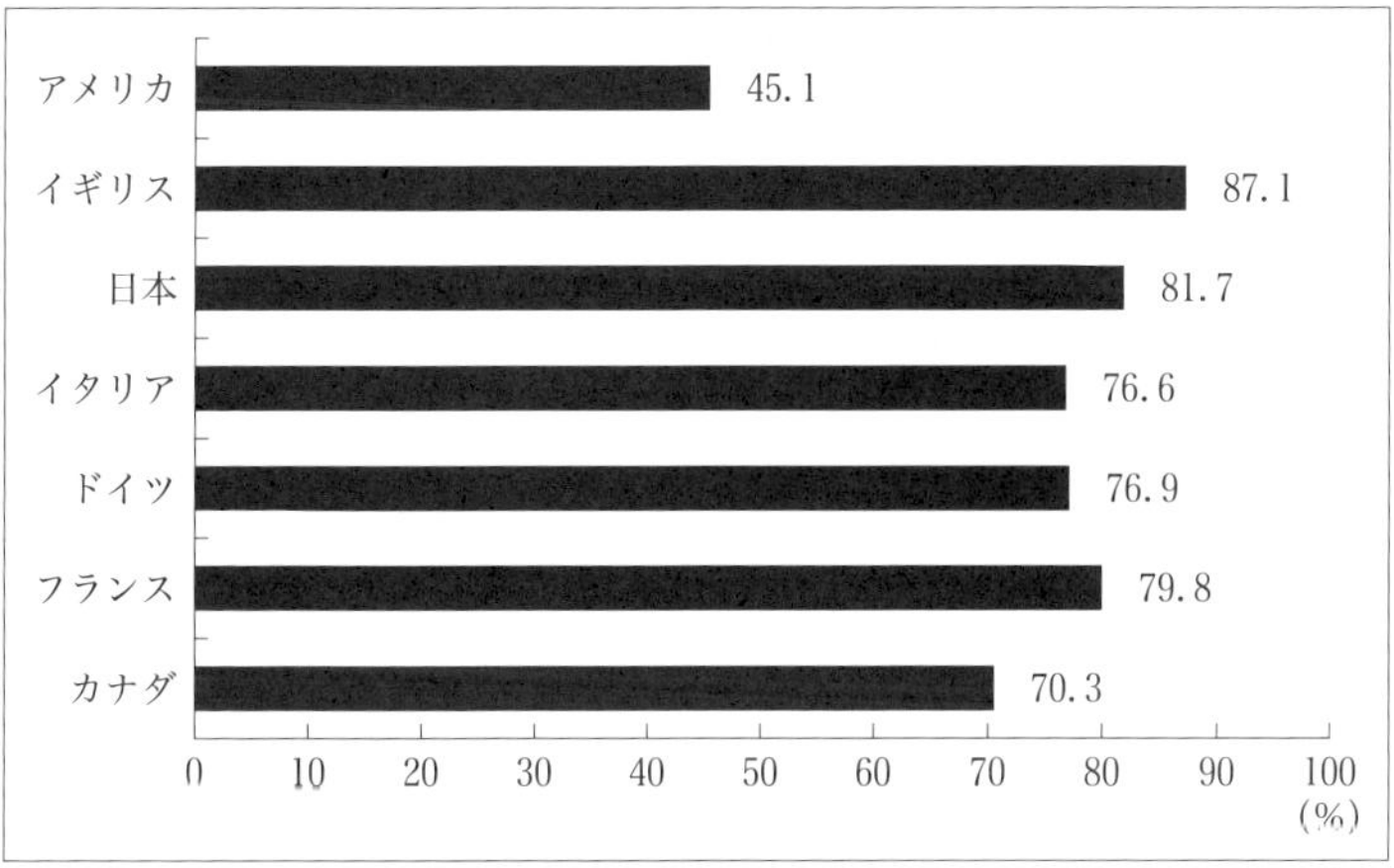

図 4　医療の公費でまかなわれる割合（2005）（出典：OECD Health Data 2007）
日本のデータは 2004 年の推定値。イギリスは統計手法が異なる。

社会福祉制度によって変わってきます。

G7の国々で医療費のうち公費でまかなわれる割合は、二〇〇五年のデータによるとイギリス八七・一%、日本八一・七%、フランス七九・八%、ドイツ七六・九%、カナダ七〇・三%、イタリア七六・六%、そしてアメリカはぐんと下がって四五・一%となっています（図4）。

アメリカの医療費の半分以上が私費で支払われていて、公費でまかなわれるのは後述するメディケア（障害者・高齢者向け）やメディケイド（低所得者向け）、および退役軍人の医療などです。

日本でも、被用者保険本人の窓口での自己負担割合が二〇%から三〇%に増え、老人保健制度や後期高齢者医療制度も含め、有料化とその増額が続いていますし、最近はがん保険などの商品がさかんに宣伝されていますから、将来はアメリカのように公費の割合は低下していくでしょう。

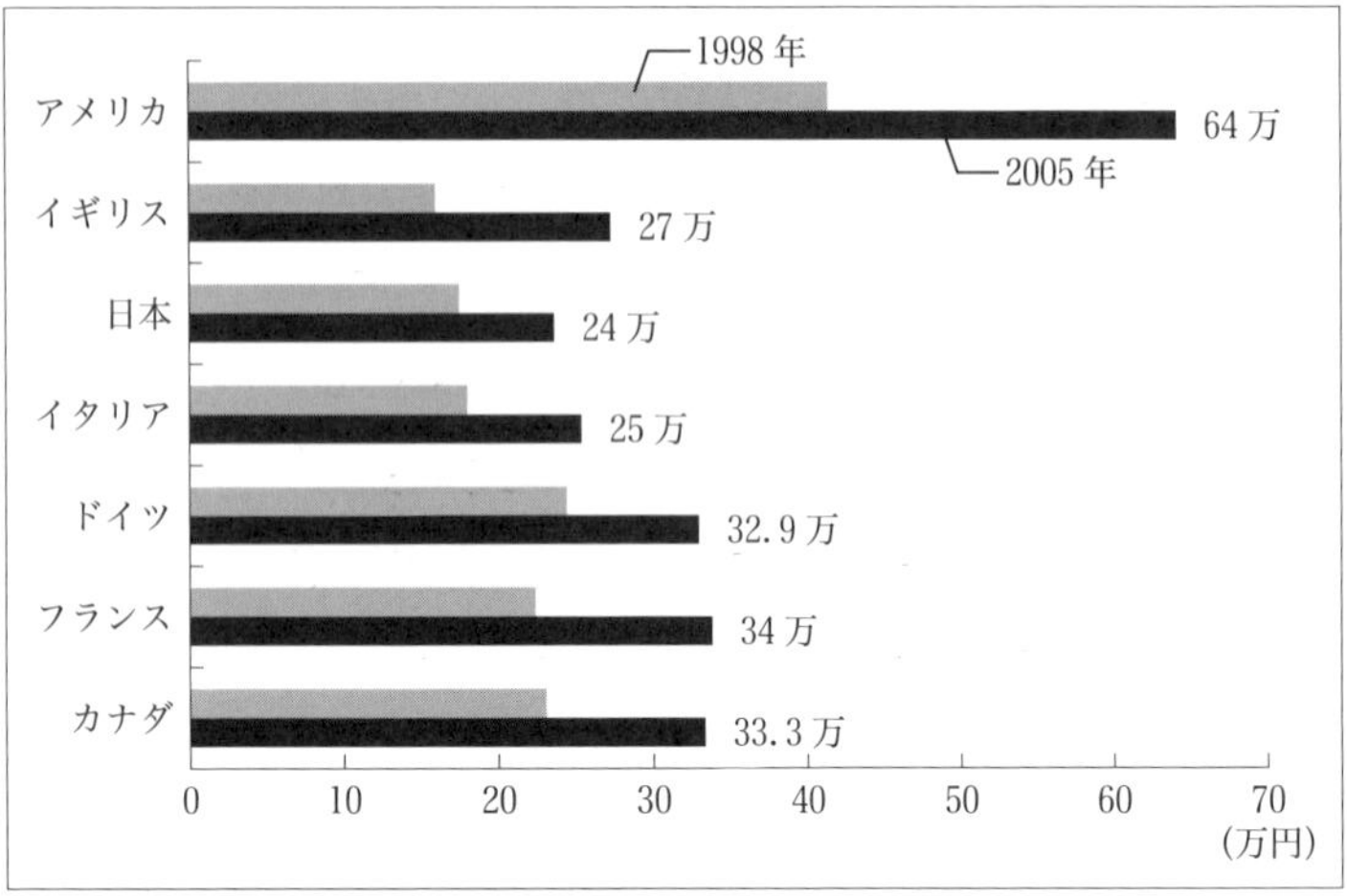

図5 国民一人あたりの医療費（出典：OECD Health Data 2007）
日本の2005年のデータは2004年の推定値。イギリスは統計手法が異なる。

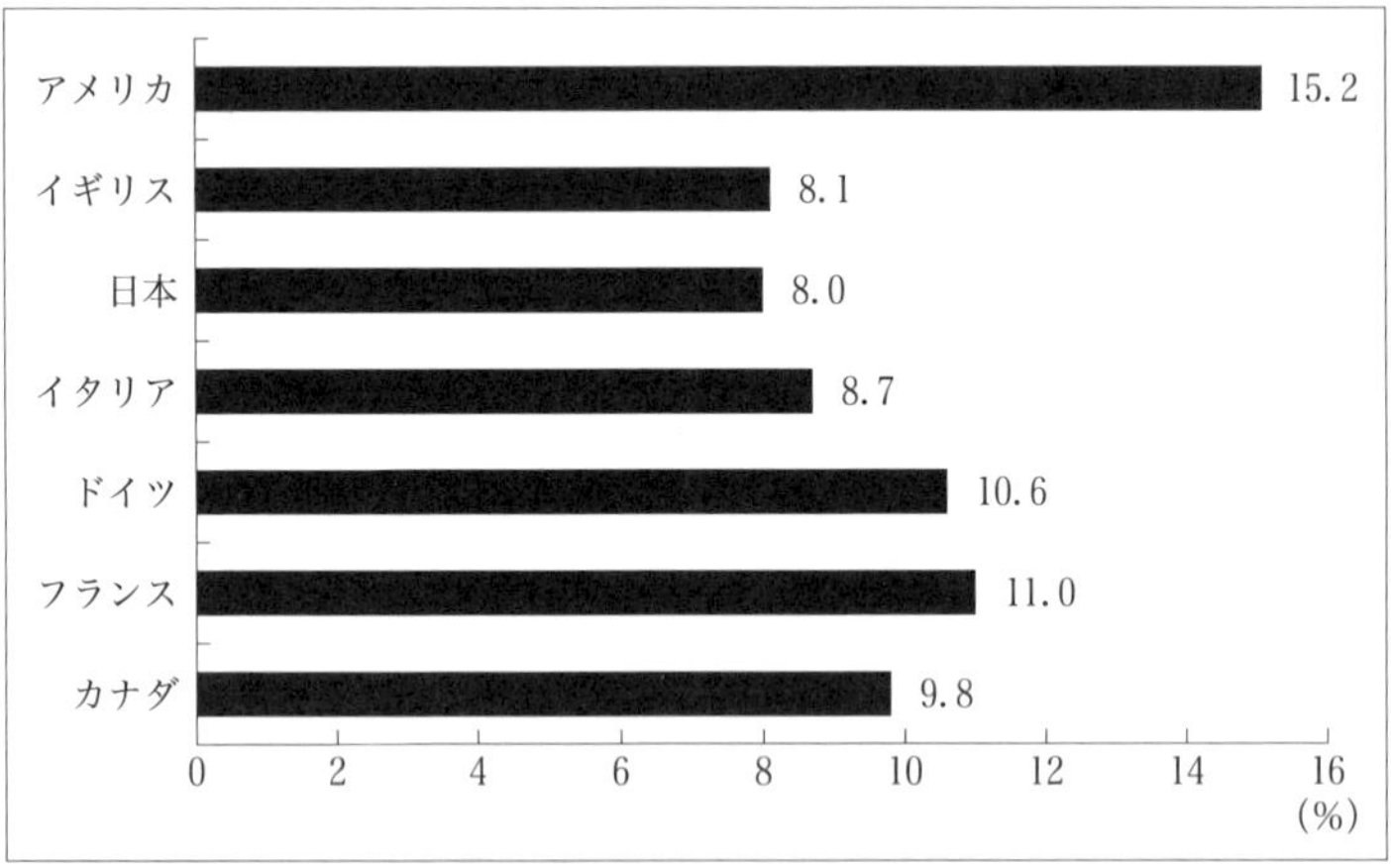

図6 総医療費のGDPに対する割合（2004）（出典：OECD Health Data 2007）
日本のデータは推定値。イギリスは統計手法が異なる。

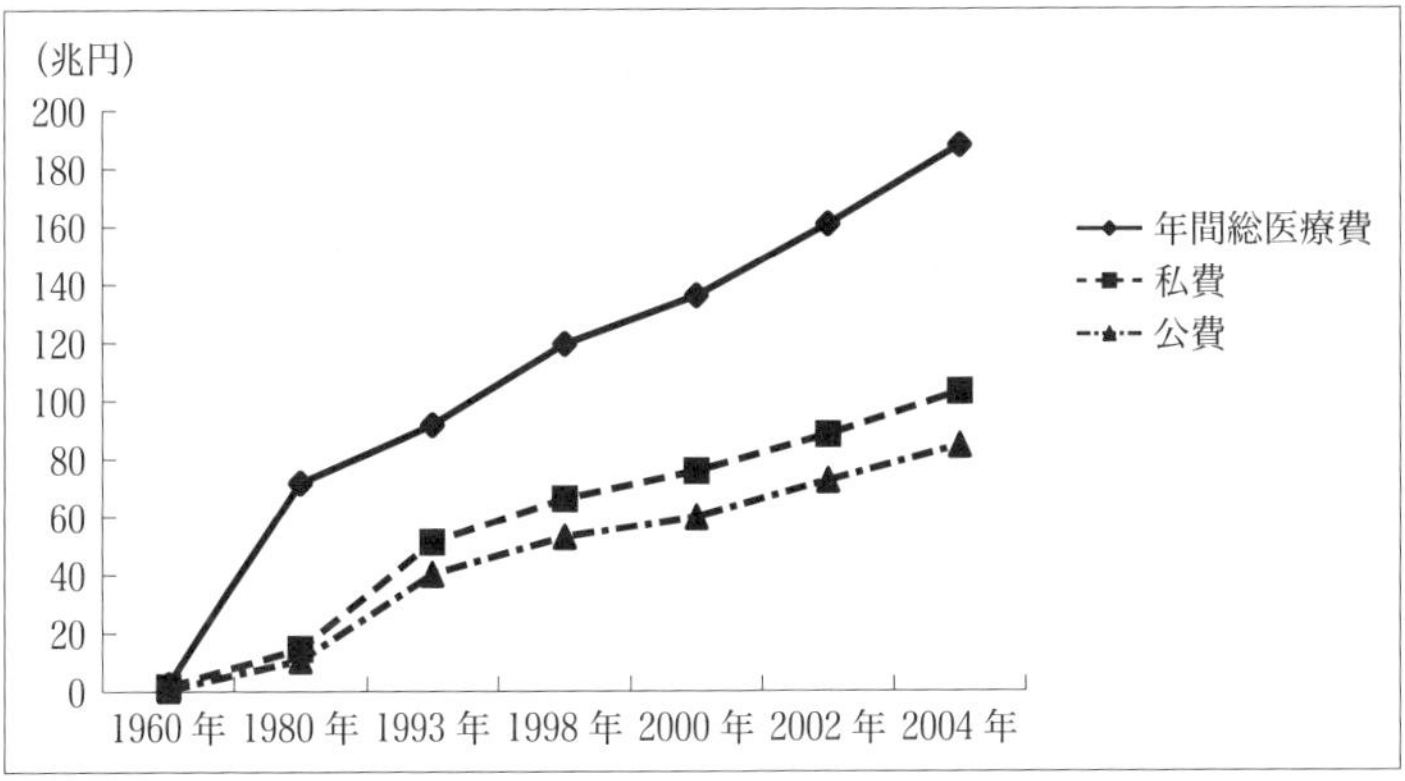

図7　アメリカの年間総医療費の推移（出典：Centers for Medicare & Medicaid Services, Office of the Actuary, National Health Statics Group; U.S. Department of Commerce, Bureau of Economic Analysis and U.S. Bureau of the Census）

国民一人あたりの医療費

国民一人あたりに使われている医療費（二〇〇五年）は、G7の中ではアメリカがダントツの第一位で六四万円、第二位はフランスで三四万円、第三位はカナダで三三・三万円、以下、ドイツ三二・九万円、イギリス二八万円、イタリア二五万円、日本二四万円と続きます（図5）。これはOECD諸国の中でみると第一九位であり、日本より少ないのは東欧やメキシコ、トルコなどの国々です。

医療費のGDPに対する割合

二〇〇四年のOECD諸国の医療費対GDP比率を見てみますと（図6）、アメリカは一五・二%で第一位、以下スイス、ドイツ、アイスランド、ノルウェー、フランス、カナダと続いていきますが、日本は八・〇%で第二二位、しかもOECD平均八・六%より低く、ほかの国と比べて医療に対する出費は少ないくらいです。

	総額（兆円）	総医療費に占める割合（%）
総医療費	188	
病院の施設費	57	30.4
医者への診療報酬	40	21.3
歯医者への診療報酬	8	4.3
在宅看護	4	2.3
ナーシング・ホーム	12	6.1
薬剤／医療機器	24	13.0
（薬剤のみ）	(19)	(10.0)

表 9　総医療費の内訳の主なもの（出典：Centers for Medicare & Medicaid Services, Office of Actuary, National Health Statistics Group）

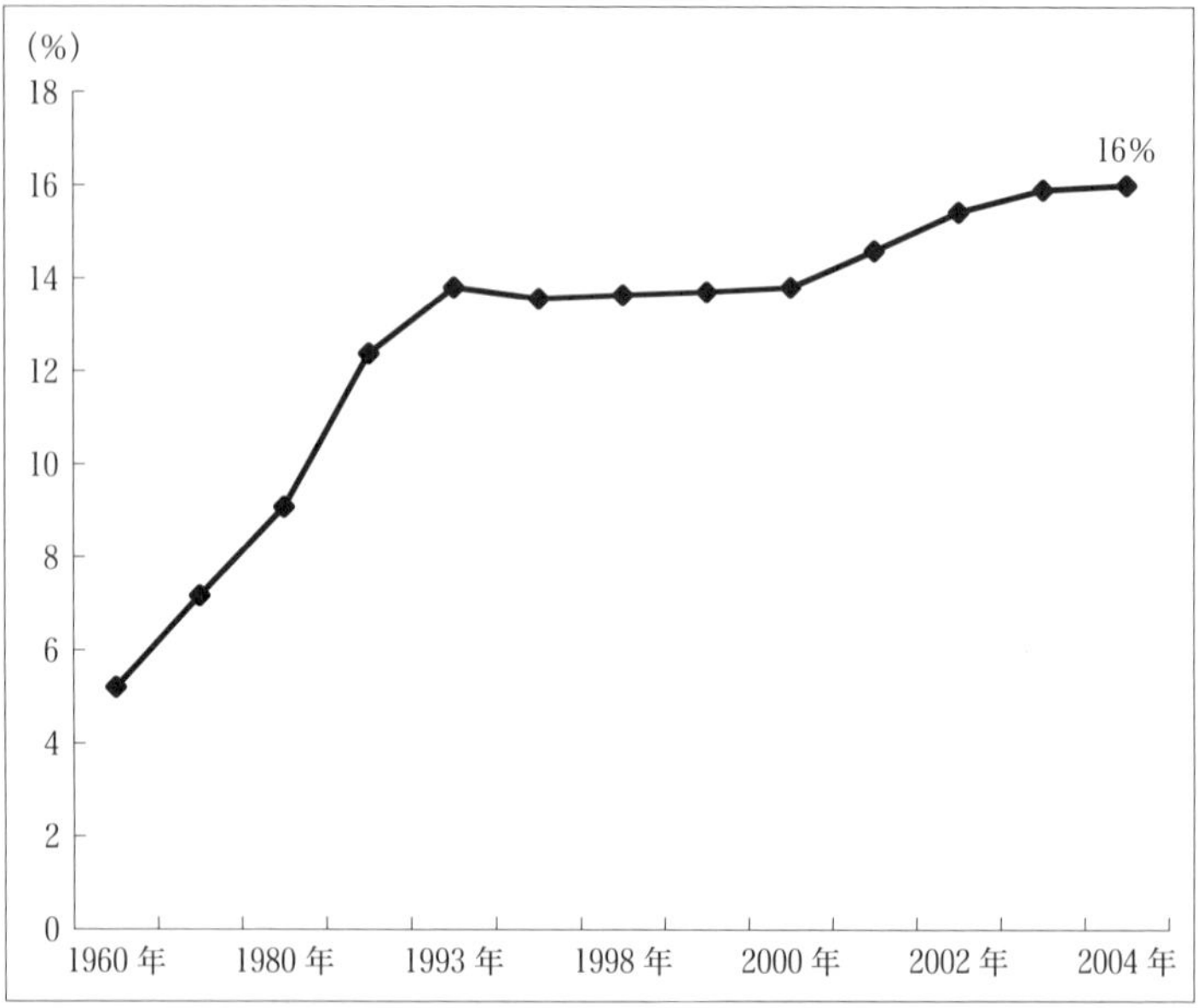

図 8　アメリカの総医療費の GDP に対する比率の推移（出典：Centers for Medicare & Medicaid Services, Office of the Actuary, National Health Statics Group; U.S. Department of Commerce, Bureau of Economic Analysis and U.S. Bureau of the Census）

年	1970	80	90	93	97	98	99	2000	01	02	03	04
上昇率 (%)	7.5	8.2	12.8	8.2	11.1	14.1	18.2	15.4	14.7	14.0	10.2	8.2

表 10　薬剤費の上昇率（出典：Centers for Medicare & Medicaid Services, Office of Actuary, National Health Statistics Group）

アメリカにおける医療費

二〇〇四年のアメリカの総医療費は約一八八兆円でした（図7）。人口は日本の約二倍ですが、日本の総医療費は三〇兆円を少し超えたぐらいですから、アメリカの医療費は際立って高いといえます。医療費のうち公費でまかなわれているのは半分弱で、その中にはメディケアやメディケイド、退役軍人の医療などが含まれます。

医療費といってもさまざまな出費があります。二〇〇四年発表のデータによりますと、病院の施設費が三〇・四%、医者に対する診療報酬が二一・三%、薬剤に対する費用が一〇%、ナーシング・ホームへの出費が六・一%、訪問看護費用が二・三%などとなっています（表9）。

過去二五年間でお金の使われ方はほとんど変わっていないのですが、唯一注目しなければならないのが薬剤／医療機器への出費で、その増加率が問題になっています（表10）。医療の進歩と新しい医薬品や機械器具の開発は同義語のようなもので、それにかかる費用が増えることはある程度認めなければならないでしょう。

ＧＤＰに対する医療費の割合は、アメリカのＣＭＳ（Centers for Medicare & Medicaid Services）による統計では（図8）、一九六〇年代は五%台でしたが、一九八〇年には九・一%、一九九〇年は一二・四%と少しずつ上昇を続けていました。ところが、一九九二年以降は一三%台で維持でき、二〇〇〇年までは変化がありませんでした。実はこの時期にマネージド・ケア（後述参照）と呼ばれる仕組みが導入され、医療費の抑制に一時的に効果があったのです。ところが、二〇〇一年から再び上昇に転じ、二〇〇四年には一六・〇%になってしまいました。

■老人・小児医療のあり方と医療経済

WHOやOECDは医療に関するさまざまなデータを発表しています。日本人の平均寿命が世界一を保っていることや乳幼児の死亡率が世界最低であることは、それらの発表からもよく知られている事実です。

日本の医療の仕組みとそのあり方は国民の健康維持に大きな貢献をし、しかもそれにかかる医療費を抑える働きをしてきました。前述のように日本は医療に対する出費が先進国の中では非常に低いのです。

小児の医療

日本には母子手帳（母子健康手帳）があります。この手帳には、出産までの妊婦の健康状態・出産時の記録・出産後の予防接種や成長状況の記録などが含まれていて、大変役に立っています。

しかし、アメリカには母子手帳に類するものはありません。医療保険があれば産科で診てもらえますし、子供の予防接種も小児科でしてもらえるでしょう。しかし、保険がなければ妊婦であっても健康は自分で管理しなければなりませんし、予防接種も母親の責任において小児科へ連れていくしかありません。

さらにアメリカでは、医療保険に入れないような低所得者層ではアルコール依存症や麻薬中毒にかかっている人の割合が多く、また一五歳以下の妊娠もめずらしくなく、HIVや他の性感染症の罹患率の高いことも社会問題になっています。

予防接種が大切であることは言うまでもありません。現在、小児の病気の九〇％以上がワクチンにより予防されています。たとえば、小児麻痺（ポリオ）は一九七二年以降アメリカでの報告はありませんし、風疹も麻疹（はしか）も百日咳も激減しています。

小児に対する予防接種は費用対効果が大きく、合併症や死亡を防ぎ、入院治療の経費も節約できます。現在アメリカでは一一の病気に対するワクチンの施行が勧められ、一九九三年にはワクチンが無料で医療機関へ提供されるようになりました。その一一の病気とは、B型肝炎、DPT（ジフテリア、百日咳、破傷風）、b型インフルエンザ菌、ポリオ、MMR（麻疹、耳下腺炎、風疹）、水痘、肺炎球菌です。その他、髄膜炎、インフルエンザウイルス、A型肝炎の予防注射も必要があれば行われています。

国	死亡率（1000人あたり）
アイスランド	2.8
日本	2.8
スウェーデン	3.1
ノルウェー	3.2
フィンランド	3.3
チェコ	3.7
ポルトガル	3.8
フランス	3.9
ルクセンブルグ	3.9
スペイン	4.0
イタリア	4.1
ギリシャ	4.1
ドイツ	4.1
スイス	4.2
ベルギー	4.3
オランダ	4.4
デンマーク	4.4
オーストリア	4.5
アイルランド	4.6
オーストラリア	4.7
イギリス	5.0
カナダ	5.3
ニュージーランド	5.6
ハンガリー	6.6
アメリカ	6.8
スロバキア	6.8
ポーランド	6.8
メキシコ	19.7
トルコ	24.6
韓国	データなし

表11　新生児1000人あたりの死亡率（2004、単位：人）（出典：OECD Health Data 2007）

小児の医療のもうひとつの問題は救急医療です。小児の病気は進行が速い場合が多いことと、小児は大人を小さくしただけの存在ではないことから、専門医による診療が必要になります。アメリカでは、医療保険のない家庭の子供に対してはメディケイドで最低限の診療を行うことに国民が納得しています。

新生児一〇〇〇人あたりの死亡率について二〇〇四年のデータを見ると（表11）、日本は二・八人でアイスランドと並んで最も少ない国です。一方アメリカは六・八人で、ＯＥＣＤ加盟国中スロバキアやポーランドと並んで第二七位となっています。これより下位にはメキシコとトルコしかないということは、医療政策だけの問題ではないのかもしれません。

老人の医療

六五歳以上の人口は、日本の場合は二〇〇五年の統計で二一％（二六八二万人）を占めています。ドイツ、フランス、イギリス、イタリアなどは軒並み一五％以上ですし、アメリカでも一二％程度を占めています。このように高齢化が進んでいるので、どこの国でも老人医療費の増大については頭を悩ましています。

メディケアでは二〇％の自己負担に加え、薬剤費は全額自己負担ですから、薬剤費が保険でカバーされている日本の医療は恵まれているといえます。

救急医療や急性期医療に際しては誰もが標準の医療を受けるべきですが、慢性疾患の治療や介護の必要な病状、それに終末期の医療などの場合は標準の医療の概念が必ずしも確立されていない部分もあり、それぞれの生活環境、家族関係、宗教や個人の信念、死に対する考え方などによって病気に対する取り組み方も異なってくると思います。

アメリカでは、高齢になるとナーシング・ホーム（養護施設、老人ホーム）に入居する人が大勢います。自分の意志で入居する人もいれば、認知症や身体機能の低下のために入居せざるを得ない人もいます。また、彼らの多くはリビング・ウィルを持っていて尊厳死を選ぶのですが、医事紛争との兼ね合いもあって、ホーム側は住人に少しでも問題があるとすぐ病院の救急に送ってしまい、急性期の治療が行われてしまいます。

■日本の医療費は高いのか？

医療費が高いと思っている人もいるでしょうが、必要なところには必要なだけお金をかけなくてはなりません。

たとえば、救急医療では時間の問題がありますから、どれだけ費用がかかるとしても認めなければなりません。急性期の医療も同じです。肺炎なら抗生物質を使わなければなりませんし、急性心筋梗塞の患者はICUで治療しなければなりません。前に述べた標準の医療が行われなければならないのです。

しかし、急性期の入院期間を短くして、慢性期には病院外での治療を主とする体制をつくることは、経費の節約になるでしょう。現代の医療は患者の協力なしには良い結果が得られません。社会全体が良い医療に積極的に参画する必要があり、それは医療費の軽減にもつながってきます。

社会福祉政策を積極的に進めれば、費用はかかっても最終的なメリットがあります。同様の概念は老人医療や介護医療そしてホスピスケアにも通用するでしょう。

イギリスでは最近、医療への出費を増やしましたが、それによる国民の医療に対する満足度は経費の増加による不満を上回っていると聞いています。日本でも、もし国民に不満があるのなら医療の内容やその仕組みを変える必要があり、医療にかかる費用を増やさなければならないでしょう。

次に述べるアメリカの医療保険制度について知れば、私費によってまかなわれる医療は日本の将来にとって不適当であり、国民皆保険制度によってどれだけ国民が恩恵を受けているかも理解されると思います

その2　アメリカの医療保険制度の特徴と問題

■医療保険の種類

医療保険は公的なものと私的なものとに分けられ、公的なものにはメディケア（障害者・高齢者向け）とメディケイド（低所得者向け）があります。私的医療保険は保険料が高いので、まったく加入していない人もいます（アメリカ全体で人口の一五％）。

私的医療保険には次のような種類があります。

（一）ＨＭＯ（Health Maintenance Organization）
（二）ＰＰＯ（Preferred Provider Organization）
（三）ＰＯＳ（Point of Service）
（四）Traditional Indemnity
（五）Blue Cross/Blue Shield
（六）Self Fund（Stop Loss Insurance）

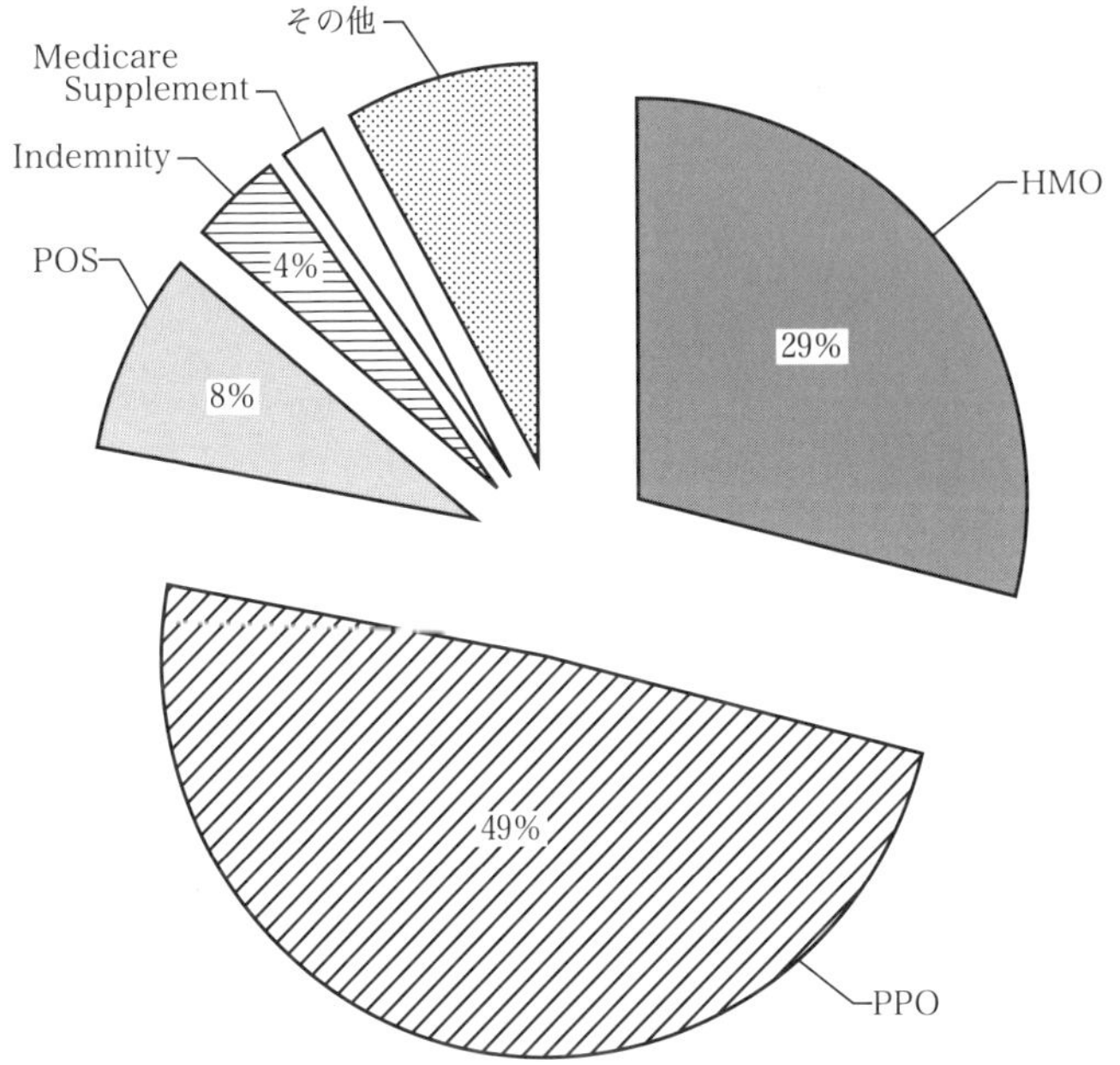

図 9　アメリカにおける私的医療保険の内訳（出典：AIS's Directory of Health Plans: 2007, ©2007 Atlantic Information Services）

（一）から（三）はマネージド・ケアの申し子で、医療保険の前払い制がその基本的運営方針です。それぞれ契約内容が異なり、保険料も自己負担額も異なります。二〇〇六年末の報告では、ＨＭＯ二九％、ＰＰＯ四九％、ＰＯＳ八％、Indemnity 四％となっています（図9）。

HMO

ＨＭＯは保険料が一番安いのですが、プロバイダーと呼ばれる専門医を自由に選べません。自分の主治医が最初に指定され、それをＰＣＰ（Primary Care Physician）と呼びます。そのＰＣＰの診察を受け必要に応じた紹介（Referral）がないと専門医の診療が受けられません。

PPO

ＰＰＯの場合はＨＭＯのような紹介状なしに専門医の診療が受けられます。その際保険会社と契約を結んでいない医療機関を選ぶこともできますが、そういう自由度のあるぶん保険料が高くなり、さらに自己負担額が増えます。

また、自分で全額を支払ってから保険会社に払い戻しの請求をしなければなりませんし、その際払う払わないで問題が起こる場合もしばしばです。

POS

ＰＯＳはＨＭＯとＰＰＯの折衷型です。基本的にはＨＭＯ型ですが、その契約のネットワーク以外の医者や病院を利用できます。ＰＣＰとの関係もそれぞれの保険会社との契約内容によって異なります。

日本人でアメリカで生活している人の多くはこのプランを利用しています。

Traditional Indemnity

Traditional Indemnity は昔からある医療保険で、かかった医療費の一定割合を支払う出来高払い（Fee for Service）の保険です。全米のどこの医療機関でも利用でき、患者は自由に医者を選ぶことができます。医者の側もマネージド・ケアにともなう保険会社からの制約がないので、その患者に最も適切な治療を選ぶことができます。

保険料は高く、deductible と呼ばれる控除あるいは免責条項があり、医療の出費が一定額に達しないとその部分は保険がカバーしません。契約によって異なりますが、大きな額が普通で、少ない控除を希望すると保険料が高くなります。

患者は医療費の全額を支払ってから払い戻しの請求をしますが、通常八〇％をカバーするといいながらも、実費の八〇％ではなく、保険会社が適当とみなす額に対する八〇％なので、しばしば問題が起こっています。

Blue Cross/Blue Shield

Blue Cross/Blue Shield は、政府からの補助で医療保険を提供し、病院などの医療施設に対する支払いのための Blue Cross と医療提供者に診療報酬の支払いをする Blue Shield から成り立つ非営利保険会社で

	保険料のうち被保険者が払う割合		毎月の保険料の平均	
	個人	家族	個人	家族
HMO	17%	26%	2万3000円	6万3000円
POS	17%	28%	2万7000円	6万8000円
PPO	15%	28%	2万6000円	6万7000円
Indemnity	12%	20%	3万円	7万1000円
全　体			2万6000円	6万6000円

表12　毎月の保険料と本人負担の割合（出典：Kaiser/HRET Survey of Employer-Sponsored Health Benefit [2002], CMS: Managed Care, March 24, 2003)

す。

全米にネットワークがあり、自由にどこでも診療が受けられますが、保険料が高く自己負担額も高いという不利な面もあります。

メディケアの導入当初は、診療報酬の支払い、適正調査、場合によっては払い戻しの請求などの業務を委託されていました。現在、一部は株式会社化され営利的に運営されています。

保険料

雇用者が民間保険会社と契約を結び、その保険料の一部あるいは全額を福利厚生の一部として負担しています（表12）。その保険料が二〇〇二年春に一三・九％増と大幅に値上げされました。独身者の場合の年間保険料は平均三九万円、家族向けは九一万円で、その上会社はメディケアへの積立金や年金といった出費が加わります。その結果、大企業でもその負担に耐えられずリストラをしなければならなくなったところもあります。

■メディケアとメディケイド

アメリカの医療政策の中で最も画期的な出来事のひとつに、ジョンソン大統領が一九六五年七月三〇日に署名したメディケアとメディケイドに関する法律があります。これは三部に分かれていて、(一) 六五歳以上の市民と身体障害者に対する強制的病院保険(パートA)、(二) 連邦政府を支払い側とする任意加入の医者に対する医療保険(パートB)、(三) 低所得者に対する医療保険、より成り立っています。

さらにメディケアプログラムは、医学校卒業後のレジデントに対する給料やその他の出費を支払うことも認め、卒業後の医学教育の認定機関ACGME(第1章参照)の認可したプログラムに対してはその運営や教育にかかる費用にも資金援助を行うことを決めました。

メディケアとその問題点

二〇〇四年には四一七〇万人がメディケアの対象になっており、メディケアは高い医療費に困っているアメリカの老人や障害者に大きな恩恵をもたらしましたが、問題がまったくないわけではありません。

年金生活をしている老人からパートBの掛け金が差し引かれます。定期的に通う医者のオフィスでの診療費、入院すれば入院費、それらのすべてに二〇%の自己負担が必要です。特に大きな問題は薬剤費で、全額自己負担なのです。アメリカでは薬剤や医療機器への出費の増加率は総医療費のそれを上回っており、特に老人の場合は大きな影響を受けます。

二〇〇四年にブッシュ大統領が導入したパートDの薬剤への出費に対する保険はあまり助けになっていません。パートDに加入しても保険料として源泉徴収されるぶん年金の受給額が減ります。また、薬剤への出費が無料になるのではなく、複雑で分かりにくい仕組みになっているため、本当に個人の医療費の節約に役立っているのか分からないのです。

二〇〇四年の報告によりますと、メディケアの財政状況は収入が三二兆円、支出が二一兆円、資産は二〇〇四年の決算時では二九兆円ですから、問題がないように見えます。しかし将来的には収入より支出の伸びのほうが大きくなり[1]、赤字に転落する可能性があります。この報告書では、医者への支払いをさらに厳しくし、法律を変えてでも出費を抑えるので問題ないと言っています。実に医者にとっては恐ろしいことです。二〇〇九年には一〇・九％の診療報酬を削減すると決めています。

このように、アメリカの老人と障害者の医療費は日本の総医療費に匹敵しています。それにもかかわらず、日本の医療にはお金がかかり過ぎると言う人がいるのです。

メディケイドとその問題点

低所得で適当な医療が受けられない人を対象に、連邦政府からの経済援助を基本に各州ごとに独自の医療援助プログラムがつくられています。メディケイドは低所得家庭の子供の健康を維持するのにも大切な役割を果たしています。

年齢、妊娠、身体障害などの状況を考慮し、その経済状態によって受給の可否が決まります。医療にかかった費用は患者にではなく医療機関や医者へ直接支払われます。州によっては、わずかながら患者が自己負担をしなければならない場合もあります。

[1] 給与の二・九％（雇用者と被雇用者が一・四五％ずつ）、自営業者は純益の二・九％が税として徴収され、これがパートＡの収入の八四・二％（二〇〇四年）を占めます。パートＢの場合は財務省の一般会計より基金が移されて出費の七五％をまかない、残りの二五％が加入者からの保険料収入です。

一方で、低所得であるといっても、働くことができるのに職を持たずに生活保護や福祉の世話になっている人や、アルコール依存症や麻薬中毒の患者の健康維持に、社会全体がどこまで責任を負えばよいのかという点については議論があります。

DRG方式とRBRVSの導入

政府は当初メディケア／メディケイドの運営を、病院に関してはBlue Cross、医者の診療報酬に関してはBlue Shieldに委任しました。その当時は医療費の支払いは出来高払いでしたので、出費が急上昇し、一九七一年にニクソン大統領は医者に対する診療報酬や病院に対する支払いを制限する目的でPSRO(Professional Standards Review Organization)を設立、医療の内容の適切性を調査させ、一九七四年になると議会は新しい医療法を通過させ、それまであったさまざまなプログラムを廃止しました。そのためにアメリカ医師会との対立、医者によるストライキ騒ぎもありましたが、それらの努力も医療費の上昇を抑える役には立ちませんでした。

HCFA(Health Care Finance Administration、現CMS＝Centers for Medicare & Medicaid Services)は、パートAにあたる病院への出来高払い方式の出費を抑える方法として、一九八三年にDRG方式を導入しました。DRG(Diagnosis Related Group)方式とは、主診断名によって一定の額を支払う「診断群別定額払い方式」です。したがって、実際に病院で使われた費用が支払われる額より多くなれば病院は損をし、逆に患者に使った費用が少なければ病院は得をします。その結果、病院側は出費を抑えるための工夫として、在院日数を減らすようになりました。日本の厚生労働省もこの方式を導入し、国公立病院で試行されるようになりました。

続いてHCFAは、医者に対する診療報酬を抑える方法を考え出しました。それまでは「慣行的、一般的で合理的な額」とされていたのですが、それとは根本的に異なるRBRVS（Resource Based Relative Value Scale）という方法をメディケアのパートBに導入しました。これは、（一）診療手技の難易度や仕事量に応じ、（二）診療にかかる経費などを考慮し、（三）可能性として起こる医療過誤の費用も加算し、さらに地域の経済状態も考慮に入れて算出する方法です［2］。

その際、医療政策として家庭医を優遇し手術などの技術料を引き下げるように図りました。しかもこの変換値を毎年変え、現実には下げるようにしたのです。この診療報酬体系を受け入れないとメディケアの患者の診療ができなくなるため、多くの医者はそれを受け入れなければならなくなりました。

こうして、抑制の効かなかった出来高払いによる医療費の支払いは終焉しました。日本の厚生労働省がその経緯を見逃がすはずありません。

DRG方式の影響と病院側の対応

このように、メディケアはDRG方式の導入によりその出費を抑えることができたわけですが、それに順応するためには病院側も体質改善を図らなければなりませんでした。その第一歩として、患者の状態を適切に把握してその診断や治療のために患者を入院させる必要があるかどうかを判断しなければなりません。た

［2］アメリカ医師会（AMA）によって作られたCPTコード（Current Procedure Terminology code）につけられている点数（Relative Value Scale）に変換値（Conversion Factor）を掛けて計算します。

だし、不適当な治療や誤診は直ちに医療過誤につながることを忘れてはいけません。経費の節約も大切ですが、正しい安全な医療を提供することが大前提にあります。

□コンピューター・ソフトの導入

その判断をくだす基準となるコンピューター・ソフトが開発されました。まず、個々の患者の状態でどの医療部門で診療を受けるのが適当かを判断します。そして、必要な患者情報をコンピューターに入力し、患者のＤＲＧに対応した医療の必要度の検索が始まります。そのためには、メディケアの基準に沿い、しかもメディケイドや商業保険のマネージド・ケアにも適当な、ＩＳＤプログラムが利用されています。

このＩＳＤプログラムでは、Intensity of Service（患者の治療に要する仕事の大変さ）、Severity of Illness（患者の持っている病気の重篤度）、Discharge Screen（退院できるかどうかの検索）の三つの要素から患者のデータを分析します。

□専属ナースの育成

病院は専属のナースを訓練し、入院患者ひとりひとりの診断名とそれに必要な検査や治療を検索し無駄な治療をはぶくと同時に、必要な検査や治療が行われているかどうかを毎日調べます。専属のナースはパソコンを病棟に持ち込んで受け持ち患者のデータを毎日検索・入力し、必要最低限の治療を提供して早期退院につなげていくという使命を持っています。退院の適応が認められたら主治医に連絡をして、退院後に必要な治療の設定をします。

□病院の多角経営路線

こうした早期退院患者の継続的な治療を行うためもあるのですが、病院側はＤＲＧの枠外に医療の場を設けるようになりました。いわば多角経営です。

たとえば、訪問看護の会社を作って病棟の縮小で余ったナースを派遣したり、リハビリテーション施設を病院の近所につくったり、さらにはそれを拡大してフィットネスクラブを経営したりしています。また、経営している老人ホームを使って、ベッドの充足度によって病院のほうの入退院を調整しているところもあるようです。ホスピス・ケアの会社も最近では単に末期患者を看取るためだけでなく、緩和療法の専門施設として機能させているところも増えてきています。

あるいは、別に施設を設けることなく、空いてしまった急性期病棟の一部を多目的施設に変え、慢性病の介護病棟やリハビリテーション、ホスピス・ケアなどに使っている病院もあります。

□在院日数の短縮

ＤＲＧの導入で無駄な入院、検査、治療をしないようにした結果、病院の入院患者の総数が減り、患者の平均在院日数も減りました。さらに日帰り手術の件数が増え、外来検査の増加が顕著になりました。

アメリカでは血管造影、内視鏡検査、心臓カテーテル検査など、緊急の状態で入院させられない限りは、術前の検査はすべて入院しないで行います。患者は手術当日に入院し、術後もＤＲＧ対応のコンピューター検索で退院の適応があれば即退院です。

この傾向は一九九〇年から徐々に進み、現在では患者の平均在院日数は五日を切っています。日本の場合は同じ胃の手術を受けた患者でも、あちらの病院では二週間、こちらの病院では六週間と差があり、アメリカとは比較になりません。そもそも、病院に長くいることは医学的な面から見て「百害あって一利なし」なのです。

アメリカでは前から知られていたことですが、病院に長くいれば、それも特に術前に長くいれば、術後の感染症の合併率が高くなります。肺炎や尿路感染などの院内感染も起こりますし、耐性菌が増え抗生物質も効かなくなる可能性もあるのです。そうなると医療にはもっとお金がかかりますし、時には命取りにもなりかねません。

また、術後の早期離床そして歩行は下肢の静脈血栓の予防に大切です。術後の静脈血栓から肺栓塞を起こし、手術はうまくいったのに突然死することが間々あります。経費だけの問題でなく、早期の抜管、離床と歩行、食事の経口摂取により、できるだけ早く患者を元の状態に戻し早期退院へもっていくことは意味があるのです。

□日帰り手術の増加

早期退院の究極として日帰り手術や術後短期経過観察病棟で翌日まで滞在する手術が増えました。CDC（アメリカ疾病予防管理センター）の報告によりますと、七五％が日帰り手術で行われているそうですし、私の場合は五〇％以上がその日に帰宅、残りの半分が翌日までの経過観察で退院しています［3］。

こうした日帰り手術［4］の増加にともない、手術場の一部を外来手術センターに変えたり、あるいは病院の外に特別の施設を設けているところもあります。外来手術センターの場合、病院の手術室のような大規模な設備も、緊急手術に備えた二四時間体制も必要ありませんし、安全に対する規制もゆるくなっています

［3］たとえば腹腔鏡下の胆嚢摘出術や甲状腺全摘術、乳がんの根治手術などが翌日までの観察、ヘルニアの手術、普通の甲状腺や乳房の手術、腎透析のシャントの手術は日帰りで行っています。もちろん、時には経過観察を翌日まで延長したり、入院に変更するケースもあります。

［4］Ambulatory Surgery, Same day Surgery, Outpatient Operating Room Surgery など表現方法はいろいろあります。

から、設備投資も運営費用も安く済みます。また、ひとりの外科医が同じような手術を数をこなして行うので、経済効率も良くなります。

■マネージド・ケア

マネージド・ケアとは、医療コストを減らすために、診てもらう医者や受けられる医療サービスの内容を

日帰り手術

患者は手術予定日の二日くらい前に、施設への登録、術前の検査、麻酔医との面接とインフォームド・コンセントのために外来手術センターを訪れます。

その際、検査で異常が見つかったり、身体状態の重篤度の程度（ASA分類、一六〇頁参照）が予想より高かったりすると、手術を病院の手術室に切り替えたり、術後の経過観察のために入院させることもあります。

日帰り手術の安全性については多くの報告があります。特に全身麻酔への合併症を危惧したメイヨークリニックでは、継続的に四万五〇〇〇件以上の全身麻酔例を調査しました。その結果、比較的健康な患者の場合は日帰り手術でもまったく安全であることが証明され、さらに、九〇日以内の正常な術前の検査結果も信頼できると報告しています。多くの施設では比較的健康な患者（ASA分類の1か2）以外では選択的に行っています。

日帰り手術の多くはClean Surgeryと呼ばれる感染率の低い手術や侵襲の低い手術が大部分ですので、抗生物質は術前の一回投与で十分ですし、ドレーンを入れることはまずありませんから、麻酔から醒め、食事が摂れ、排尿があれば退院となります。外来手術センターでは専属のナースが患者の術後追跡調査をし、自宅に帰っても問題がなかったことを翌日確認してそれを記録に残しておきます。

あらかじめ決めておく制度です。

この制度は当初は理想的な改革と思われ、実際、一時的にしろ効果はありました。しかし、医療の半分以上が私的企業で運営されているアメリカでは、その利益が医療費全体の削減につながらず、むしろその利益追求の部分が医療費の増加につながっています。

HMOについて

前述のように、マネージド・ケアにはHMO、PPO、POSの三種類がありますが、現在の主流はPPOです。しかし、日本の医療保険制度が民営化された場合には必然的にHMOに移行するでしょうから、HMOについて詳細に検討しておく必要があります。

□HMOの歴史

HMOの歴史は一九三〇年代にまでさかのぼります。実業家のヘンリー・カイザーは、ラスベガスの近くにあるボールダー・ダム（現在のフーバー・ダム）の建設に際し、その労働者たちの健康管理を医師のシドニー・ガーフィールドに依頼しました。彼は前払い制を基本にした医療を行い、救急治療のみならず予防医療と安全管理にも取り組みました。

この手法はどんどん広まり、一九四二年にカイザーはオークランドに病院を作りました。一九四四年までに二〇万人の被保険者が集まり、Kaiser Permanente Medical Care Program の設立と同時にサンフランシスコとポートランドにも病院ができました。

一九七〇年代に入ると、CTスキャン、超音波検査、内視鏡検査などが続々登場し、薬剤の種類も増加し、医療費が急上昇を始め、一九八〇年代になってHMO方式はがぜん注目を集めるようになりました。各地域の病院や医者のグループも資金を出してHMOを始め、一九八一年には八八%が非営利型であったのに、いつのまにか三〇%程度になってしまいました。

そして被保険者の獲得合戦が始まり、それは保険料の引き下げやサービス内容の向上などで対抗しあう過当競争になり、ついには医療の内容制限なども起こり、商業保険の中でのHMOの占める割合は一九九六年をピークとして低下し、PPOに移行していったのです。

□HMOの仕組み

HMOは被保険者と契約を結び、その期間の医療を提供することを約束し、被保険者はそれに対する保険料を払います。実際に医療を受ける段階では自己負担金を払わなければなりませんが、それは各契約の内容によって差があります。

HMOは病院との契約の際、DRG方式をとっています。HMOの患者はその契約病院での治療のみがカバーされ、他の医療施設を受診した場合は、たとえ救急であろうと全額自己負担になります。

HMOはPCP(Primary Care Physician)とも契約を結びます。HMOの被保険者全員を契約を結んだPCPに配分し、その期間の医療を任せ、患者は自分に割り当てられたPCPのところで必ず初期診察を受けます。PCPは割り当てられた患者の頭数《あたまかず》でHMOから一人いくらで支払いを受けます。つまり、一〇〇〇人の患者の割り当てがあれば毎月一〇〇〇人分の収入があります。風邪の流行で一日に一〇〇人の患者がきても、暇で一〇人しか患者が来なくても、毎月の収入は割り当てられた頭数分です。これを"Capitations"と呼んでいます。

ＨＭＯは専門医たちとも契約を結び、被保険者は契約外の専門医にかかることはできません。もしそうすると専門医への支払いが全額自費になるのみならず、その治療に要した検査や施設にかかった費用も自腹になります。このような排他的な契約の代償として、専門医は診療報酬の割引を承諾します。「メディケアの診療報酬の何パーセント」と表現されることが多いです。

□ＨＭＯの経済収支

収入は保険料×被保険者数です。支出は「ＰＣＰへの頭割支払い」＋「専門医への診療報酬」＋「病院・医療施設への支払い」＋「運営費用」です。

ところで、ＨＭＯの特徴は前払い制です。被保険者の数を増やすことは収入増につながりますが、そのぶん支出も増えます。現在の営利型ＨＭＯの経営で大切なのは利益をあげることですが、収入は前払いで決まっていますから、支出を抑えることで利益をあげています。ＰＣＰの役割はその支出を抑えることにあります。

ＰＣＰはゲートキーパー（門番）と呼ばれ、自分に割り当てられた患者が余分な出費をしないように目を配っています。「できるだけ検査をしない」「放射線診断をしない」「できるかぎり自分だけで治療し専門医へ紹介しない」「できるかぎり自分のオフィスで治療し入院治療をしない」ことで医療の出費を抑えています。ＨＭＯは経験と統計からだいたいの年間医療費が分かっていますので、出費を抑えたＰＣＰにはご褒美としてボーナスが出ます。ＨＭＯにとっては何もしない医者が最も好ましい医者なのです。

薬剤費も支払うＨＭＯは、その価格によって細かく自己負担分を規定しています。ＨＭＯは胃腸薬、抗生物質、降圧薬などの効能に応じたリストを作り、お勧め品から順序をつけて自己負担額を変えるようにして

社名	時価総額
ユナイテッド・ヘルス・グループ	2兆6300億円
ウェルポイント	1兆 400億円
アンセム	8500億円
エトナ	7100億円
シグナ	6100億円
ファーストヘルス	2500億円
オックスフォード・ヘルス・プラン	2300億円
ミッドアトランティック・メディカル・サービス	1800億円
コベントリー・ヘルスケア	1800億円
ウェルチョイス	1700億円
ヒューマナ	1500億円
パシフィケア・ヘルス・システム	800億円
アメリ・グループ	550億円
コバルト	520億円
シエラ・ヘルス・サービス	360億円
センテン	290億円
アメリカン・メディカル・セキュリティー・グループ	160億円
マゼラン・ヘルス・サービス	2億円

表13 MCO会社の株式時価総額（2002年）

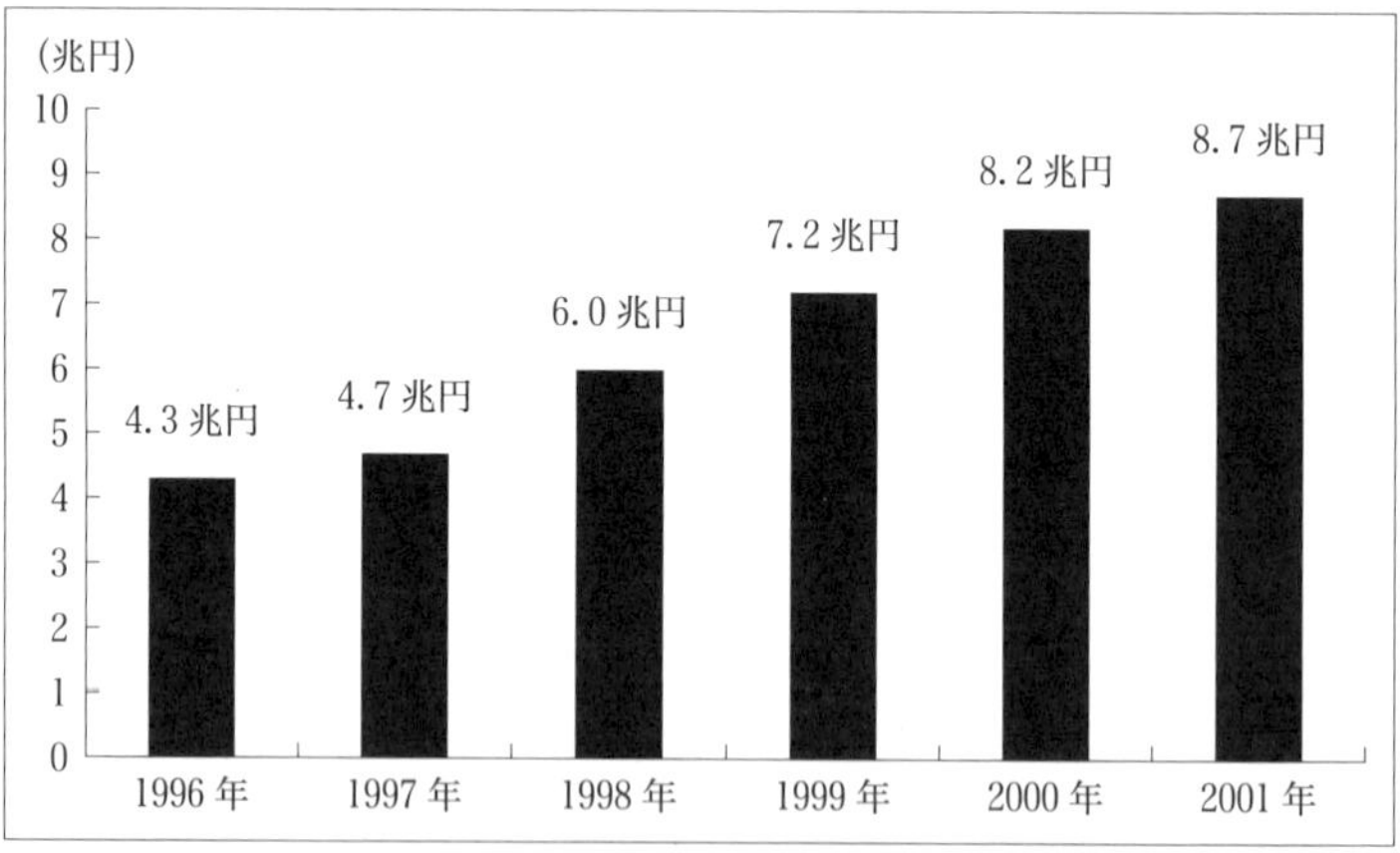

図10 MCO会社上位5社の収入（出典：Company data, Goldman Sachs Research estimates. CMS: Managed Care, March 24, 2003)

います。たとえば、ジェネリック医薬品に対しては全額を支払ったり、患者の自己負担額を低く設定しています。

営利型マネージド・ケア企業

マネージド・ケア企業の成功の条件としては、(一)経済的リスクを十分に保証できること、(二)医者や病院と納得のいく契約をして医療のサービス網を確立すること、(三)健全な経営を行うこと、があげられます。

ですから、地域に密着してすでに市場を開拓していた病院と医者のグループが消費者に好ましい医療組織網をつくりHMOを始められたことも納得がいきますが、結局、資本投下が効率的なHMOが生き残り、全国にその組織網を持つマネージド・ケアはそれぞれの経営体制を各地域の医療組織網と管理組織網を組み合わせました。その総体がManaged Care Organization(MCO)と呼ばれています。

□大手の業績は好調

収入の大部分は保険料ですが、それは医療費の増加に並行しています。上位五社(表13参照)の一九九六年の収入は合計四・三兆円でしたが、それが年を追うごとに四・七兆円、六兆円、七・二兆円、八・二兆円と増加し、二〇〇一年は八・七兆円でした(図10)。このようにMCOの大手の経営は順調で、一九九六〜二〇〇一年の五年間で一五%の成長率を示しました。

しかし、コストが毎年一一〜一二%増加していることもあって、これらの会社は最近たてつづけに保険料の値上げを実施(二〇〇一年は一一・七%、二〇〇二年は一二・七%、二〇〇三年は一二〜一三%の値上げ）していますし、利益をあげるために医療の利用を抑え、診療報酬を抑え、患者の自己負担を増やすこともしています。

被保険者にとって最も大切なのは医療への給付金すなわち医療への還元率（Benefit Expenditure）です。一九九九年には総出費の七九・三％が医療に使われていましたが、それが七七・九％、七七・四％と年々減っていき、二〇〇二年には七六・三％にまで落ちました。一方、一九九九年の上位五社の純利益率は一・八％でしたが、こちらは年々上昇し、二〇〇二年には四・四％となっています。被保険者への還元を減らした分と会社の利益増が見事に符合しています。

二〇〇〇年のMCOの経営者の報酬が発表されたとき、誰もが驚いたのはその額でした。最高がユナイテッド・ヘルスの最高経営責任者ウィリアム・マグワイアーで、五四億円でした。しかもその上にストックオプションが三六〇億円も付いていたのです。その他、シグナの引退した会長ウィルソン・テイラーが二五億円、ウェルポイントのロナルド・ウィリアムズが一三億円、同じくウェルポイントのレナード・シェーファーが一一億円、エトナのウィリアム・ドナルドソンが一三億円となっており、MCOの経営陣のトップ一〇人の報酬総額は一〇〇億円をはるかに上回っています。

これを見ると、医療の自由化、株式会社化の問題を考える上で、なぜ日本の資本家（経営者）がそれを推進しようとしているのか、理解できると思います。

□非営利型保険会社との比較

非営利会社を代表するKaiser-Permanente（以下、カイザーと略）とBlue Cross/Blue Shield（以下、ブルーと略）を営利会社と比較してみましょう。

二〇〇二年の統計ですが、カイザーの医療への還元率は九二・五%、広告宣伝や事業運営費が三%、純益は三・六%でした。同様にブルーは八七%、一〇・九%、マイナス〇・三%で純益はありませんでした。営利会社のそれぞれ七六・三%、一六%、四・四%と比べると、その差は歴然としています。

前述したようにカイザーはその医療内容を充実させ被保険者からの信頼も篤く多くの企業が加入していますので、広告宣伝費用や運営費用を抑えることができています。また、非営利企業ですからその利益も事業の拡大などに使っていて、株主や経営者のボーナスに変わることもありません。その上、自身が経営する病院があるので、そこでも医療への還元率を高くすることができます。

ブルーの場合も同じような経営体制をとっていますが、医療に直接関与していないという点でカイザーに比べて利益をあげにくい構造になっています。ブルーの中にも営利型に転換したところが四つあり[5]、その四社でブルー全体の二九・二%のシェアを持っています。この営利型ブルーのみが他のブルーを買収することができます。非営利型ブルーが営利型に転換するのには議会の承認が必要であったり州ごとに規制があったりして大変なのですが、それでも営利型にしたい理由は、会社の売却により巨額のお金が動き、そして経営陣に莫大なボーナスが支払われるからです。

たとえば、二〇〇〇年に営利型に転換した会社では、会長の収入は一五億七〇〇〇万円、財政責任者は五億四〇〇〇万円、法律責任者は七億六〇〇〇万円、中西部担当会社社長は四億九〇〇〇万円、東部担当会社社長は三億一〇〇〇万円を得ていました。非営利のままであれば最高経営責任者でも六五〇〇万円くらいの

[5] アンセム、コバルト、ウェルチョイス、ウェルポイント。表13も参照のこと。

収入ですから、ケタが一つも二つも違うのです。

このように、医療費を支払う側の民営化・営利化は、被保険者への給付金や契約医師への報酬を削減してでも経営者が多額の収入を得られるようシステムがつくられていってしまうのです。

HMOと日本の保険制度

マネージド・ケアのあり方は日本の医療によく似ていることに気づかれたでしょうか。日本でも前払い制です。働いている人の場合、保険料は月給から天引きされていますし、国民健康保険の場合は前年の収入によって年度初めに保険料が決まってしまいます。医療にかかった費用を自腹で支払った後に払い戻しを受けるのではありません。自己負担分があることも似ています。

被保険者の側から見ると日本の医療保険制度はアメリカの非営利型HMOとほとんど同じなのですが、その自己負担分を二〇%から三〇%に政府が引き上げるところは営利型HMO志向といえます。その上、日本には医療の民営化を強く推し進めているグループがあり、政府や総理大臣に具申しているようです。

□営利型の保険制度の問題点

非営利型から営利型へと医療保険体制を変えるとどうなるかを、アメリカの場合から学んでほしいと思います。営利会社はその利益を医療に還元せず経営者と株主に配分してしまいます。経費に対する医療への支払いの割合も、運営費用の割合も、非営利型HMOと営利型HMOとでは大きな違いがあります。

ある非営利型ブルーが営利型ブルーに売却される計画が持ち上がったとき、もし商業化させれば（一）保険料が下がるのか、（二）医療に対するカバーが増えるのか、（三）医療に対する診療報酬が増えるのか、

（四）医療を受ける患者は満足するのか、（五）医療を提供する病院や医者は満足するのか、という疑問がありました。

しかし結果は、保険料は上昇しましたし、提供された医療は以前と同じ制限のあるものでした。診療報酬も増加しませんでした。そして患者も医者も病院も、誰もが不満足だったのです。満足だったのは一部の経営者と株主だけでした。

□日本の場合の民営化

現在、日本で「医療の民営化」と言うときは、「医療保険の民営化」ではなく、「病院の株式会社化」を指しています。しかし、アメリカ資本の医療保険会社はすでに日本の国民皆保険制度の中から美味しいところを取り込みにきています。毎日の新聞やテレビで広告をしているのがそれです。今は医療費の自己負担分の保険をいろいろな形で売っていますが、彼らの最終目的は日本の健康保険制度の民営化なのです。

病院の株式会社化にはその含みがあります。アメリカでのＨＭＯのやり方と同じように保険会社は株式会社化された病院と提携し、限られた医者・病院でのみ治療が受けられる保険を売り出すことでしょう。その際の売り文句は「自己負担が安いですよ」となるでしょう。

日本の病院は現在民営化が進んでいます。国立の大学病院は独立採算制になりましたし、国公立病院の再編も進んでいます。多くの私立病院は医療法人化され、その経営には多額の資本が外から入ってきています。一方、すでに多くの病院が経営困難で破産・閉鎖をしています。医療の内容を良くすることと、医療の株式会社化とはまったく次元の異なる話なのです。

病院を株式会社化すると、医療の内容が向上し、資金の調達も容易になって経営の多角化も可能になり、病院のチェーン化が活発になると賛成派は言っていますが、そういうことは絶対にありません。医療を良くするのには良い医者を育て、安全な医療を行うことができる病院を作ることです。アメリカの医者づくりについては第1章から第3章で十分に述べました。幅広い知識を持ち、高いレベルの専門の治療技術を学び、訓練を受けた専門医が、アメリカの医療を支えています。HMOのゲートキーパーであるPCP（家庭医）もひとつの専門医なのですが、HMOの仕組みの中での活動は否応なしに制限されてしまっているため、ゲートキーパーの多くは自分の納得のいく医療とHMOの間で悩んでいるのです。

病院の場合も、JCAHOがアメリカ中の病院や医療施設を監督し、その提供する医療の内容が標準化された安全な医療であるかどうか定期的に調べています（第3章参照）。アメリカの病院が株式会社化された病院だから良い病院になったのではありません。JCAHOは保険会社の影響を受けない団体ですから、むしろJCAHOがマネージド・ケアの内容に監視の目を光らせているといってよいくらいです。

かつて、アメリカの病院経営会社がシンガポールをはじめアジアの国々の病院を買ったり病院を建設して経営を始めた時期がありました。実は日本でもその動きがあったのですが、日本の健康保険制度下での医療給付、診療報酬では十分な収益があがらないと結論を出したのです。加えて医者の確保にも医局制度があり、それも問題でした。

ですから、日本の健康保険制度改変に政府が手をつけようとしているのをアメリカの保険会社は虎視眈々と狙っています。支払い側に立たなければ医療事業では収益を十分にあげられないことを彼らはよく知っているからです。

日本の医療費は対GDP比で八％と、他の先進国と比べお金がかかっていません。ですから、もう少しお金を使って、良い医者づくり、病院づくりに中心を置いて、現在の国民皆保険制度を（少しは変えるにしても）崩さないでいくことが大切です。

その3　薬剤に関する医療経済の問題

前述のように、アメリカでは総医療費の伸びを上回る率で薬剤／医療機器への出費が増加しています。二〇〇〇年と二〇〇一年とを比較すると、総医療費の増加率は八・七％で、診療報酬は八・六％増、老人ホームへの支払いは五・五％増などとなっているのですが、薬剤／医療機器の費用だけは一五・七％もの増加を示しているのです。

また、総医療費に占める薬剤費の割合も、一九九〇年には六％でしたが、二〇〇一年には一〇％にもなり、さらに増加を続けています。

メディケアでは薬剤費は全額自己負担ですから、その増加は患者にとってはまさに死活問題です。マネージド・ケアの場合はその契約の内容によりますが、銘柄品で最新の薬剤は高価格でしかも全額自己負担です。同じ効果の薬剤で古いものは価格が下がり、保険も使えます。さらに、同じ効果の薬剤でジェネリック（後発医薬品）の場合は自己負担分のかからない場合もあり、どの薬を選ぶかは大きな問題になっています。

■新薬の開発と認可

通常、新しい化学製剤が研究室で開発され、動物実験を経て、治験薬としてFDAが認めるまでに平均八年半かかります。そうして臨床試験の許可がおりますと、三期に分けた臨床試験が開始されます（第4章参照）。

第一相試験──健常人のボランティアに投与し、安全性を含めた薬理試験を行う
第二相試験──患者へ投与し適正な量の決定を行う
第三相試験──新薬として許可を得るために、無作為に投与群と対照群に分けて比較し、薬の安全性とその効果の最終決定をする

特に画期的な新薬の場合は六カ月で認可がおりますが、通常は一〇カ月を要します。FDAの認可がおりると市販されますが、さらに製薬会社がスポンサーとなり第四相試験として長期投与の影響などを追跡調査するのが普通です。

こうして作られた新薬の特許権は申請から二〇年間有効ですが、開発途上で特許の一部申請を始めます。特許に関してもジェネリックの製薬会社との競合があります。アメリカにはハッチ・ワクスマン法という法律があり、製薬会社が新薬の開発を進め維持するために、特にさらに五年間新しい化学領域に対して独占権を認め、また同じ薬剤でも新しい臨床データにより量を変えたり、新しい適応を加えたりする場合は特許の三年間の延長を認めています。その間はジェネリックの製薬会社がその製造を申請しても（ANDA＝Abbreviated New Drug Application）、FDAはそれを認めません。

ですから、特許の期限切れが近くなると、多くのジェネリック製薬会社は大手の会社とFDAの出方を注

意深く見つめています。というのも、最初に発売されたジェネリックが六〜八週間で市場の五〇%以上を占めてしまうからです。

■ジェネリック（後発医薬品）

特許の切れた薬剤は大手以外の製薬会社で製造・販売されますが、その成分は同じで、薬効も銘柄品とまったく同じです。一方、価格は銘柄品の二〜七割で済みます。ジェネリックでは開発や臨床試験（治験）にお金がかからないからです。ちなみに二〇〇一年では、アメリカで処方された薬剤の四七%をジェネリックが占めていますが、実際の売上額はわずか八%にすぎません。

安全性についても、ジェネリックという理由で医療過誤が起こったという話は聞いたことがありませんし、私も経験したことがありません。実際、アロプリノールという痛風の薬はアメリカでは現在ジェネリックしか販売されていません。

二〇〇六年にアメリカで行われたアンケート調査によると、ジェネリックを選ぶと回答した人は六八%で、そのうち常にジェネリックを選ぶとした人は二三%でした。一方、銘柄品を選ぶと回答した人は三二%で、常に銘柄品を選ぶとした人は九%でした。

ひるがえって日本を見てみると、医師の側にジェネリックに対する不信感があるようで、日本医師会が二〇〇六年に会員を対象にジェネリックについてアンケート調査を行ったところ（回答数が少ないきらいはあるのですが）、薬効については「問題なし」三一%、「問題あり」六九%、安定供給と副作用等の情報提供について「問題あり」とした人がそれぞれ七〇%、八〇%程度いました。実際、二〇〇四年度の医薬工業協会の報告によりますと、ジェネリックの医薬品の中に占める割合は一六・八％で、アメリカの五〇％に比べてとても低いのです。

日本の場合は薬の代金の大半が医療保険でまかなわれるので、銘柄品とジェネリックとの価格差を感じにくく関心も低いのですが、二〇〇六年四月から日本でも処方せんに「後発医薬品への変更」を選ぶ欄が設けられ、医師がその欄にチェックを入れ署名をすれば、薬剤師はジェネリックを調剤できるようになりました。さらに二〇〇八年四月より、基本的にジェネリックに変更してよいことになり、「変更不可」欄に署名がない限り、ジェネリックを使えるようになりました。外国の製薬会社も日本のジェネリック市場に参入し始めていますので、将来ジェネリックのシェアが上昇することは容易に推察されます。

■安い薬を求めて

薬の価格が必ずしも一律でなく、しかも大部分が個人負担になっているアメリカでは、消費者側も自分の懐具合を考えます。特に慢性疾患の薬剤はたいした額ではないようでも長期にわたって定期的に使用しますし、他の薬剤も併用しなければならず、老人は年金生活者が多いので少しの出費増でも生活に響きます。

国境を越える患者たち

インターネットでの通信販売を利用したり、同じ銘柄品でも値段が安いカナダやメキシコへ国境を越えて薬を購入に出かける人も大勢います。

たとえば、アミオダロン（不整脈の治療薬）二〇〇ミリグラムを一〇〇錠買う場合、アメリカでは三万六〇〇〇円ですが、カナダの通信販売を利用すると二万二〇〇〇円で購入できます。ところがジェネリックだと、アメリカでは一万四〇〇〇円、カナダでは一万三〇〇〇円で、あまり差がありません。

また、ファイザーのドル箱商品である高脂血症治療薬 Lipitor は、一〇ミリグラム九〇錠がアメリカでは二万三〇〇〇円ですがカナダから買うと一万六〇〇〇円、二〇ミリグラムの場合はアメリカ三万円に対してカナダ二万円と、三分の二の値段です。今のところ Lipitor にはジェネリックがありません。

製薬会社による「援助」

グラクソ・スミスクラインとノバルティスの二つの大手製薬会社は、二〇〇二年一月から六五歳以上で年収が貧困基準の三倍までの人を対象に、自社の薬剤を最大四〇％まで割引すると発表しました。

しかし実際には卸価格の二五％引きなので、小売店の利益は圧縮されます。したがって、小売店の経営体力によって販売価格には差がでてきます。小売店にしてみれば値下げをしたからといって病人が増えて薬がたくさん売れるわけではありませんから厳しい取引条件かもしれませんが、低所得の患者にとっては、わずかな値下げでも朗報でしょう。

メルクはアメリカの四万店の薬小売店と契約をし、自社製品の三〇％引き、直接メールオーダーの場合には四〇％引きで薬剤を提供すると言っています。ただし、そのためには個人二五〇〇円、家族四〇〇〇円の年会費を払う必要があります。

大手の製薬会社はどこも血圧の薬、高脂血症の薬、糖尿病の経口薬、抗生物質などをつくっていますから、競合する部分で少し割引をしても自社製品を買ってもらうほうがいいのです。

社名	時価資本総額
製薬大手9社	
アボット	6兆3000億円
ブリストルマイヤーズ	4兆8000億円
ジョンソン&ジョンソン	16兆9000億円
イーライリリー	7兆5000億円
メルク	13兆2000億円
ファイザー	19兆6000億円
ファルマシア	5兆6000億円
シェリングプラウ	3兆4000億円
ワイス	5兆1000億円
合計	82兆5000億円
ジェネリック製薬会社	
アンドレックス	1100億円
バー	3000億円
アイバックス	2400億円
マイラン	4500億円
ワトソン	3100億円
合計	1兆4000億円
バイオテクノロジー製薬会社	
アムジェン	6兆3000億円
バイオジェン	6200億円
セファロン	2700億円
カイロン	7400億円
ジェネンテック	1兆8000億円
ジェンザイム	6500億円
アイデック	5200億円
メドイミューン	7100億円
合計	11兆6000億円

表14　製薬会社の時価資本総額（出典：Bloomberg. As of January 3, 2002）

■製薬会社の経営実態

製薬会社の種類

ひとくちに製薬会社といっても、内容によって三種類に分けることができます。（一）新薬を開発し製造販売する製薬会社、（二）ジェネリックを製造販売する製薬会社、（三）バイオテクノロジーを使って医薬品を製造販売する製薬会社、の三つで、それぞれ経営に特徴があります。

（一）の会社はいわゆる大手の製薬会社です。二〇〇二年の数字ですが、アメリカの医薬品販売の六〇％を十大製薬会社が占めていて、その売上は合計で一〇兆円です。また、二〇〇二年一月現在、大手製薬会社九社の資本力（表14）は八三兆円で、そのうち第一位のファイザーは二〇兆円でした。同時期に（二）のジェネリックの会社で最も売り上げのあった五社の資本力は、合計一兆四〇〇〇億円にすぎませんでした。

日本には二つのジェネリックメーカーの団体があり、約四〇社が加盟していて、なかには上場企業もあります。大手の製薬会社も子会社としてジェネリック部門を持つところがあります。日本はジェネリックに関しては遅れていて、新薬の大手ノバルティス（スイス）傘下でジェネリック業界上位のサンド（ドイツ）は「日本は市場規模が大きく潜在力が高い」として、買収したドイツ企業の日本法人を社名変更する形で二〇〇六年一月に日本に進出しました。

ジェネリックのシェアで世界第一位はテバ・ファーマスーティカル・インダストリーズ（イスラエル）で、ここも近く日本に参入する予定ですし、日本ケミファは二〇〇五年にインドの最大手と共同開発したジェネリックを発売しています。

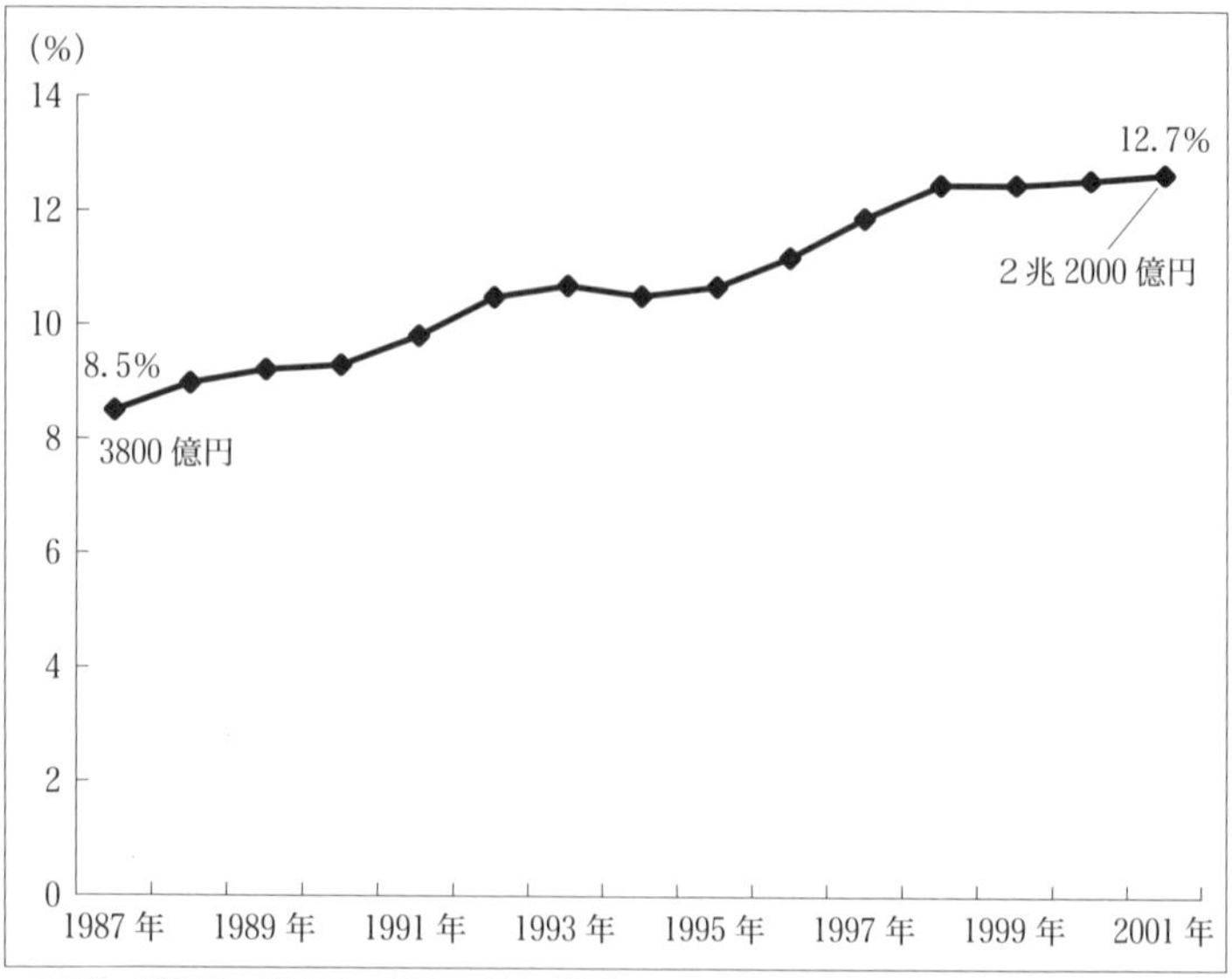

図11　開発費の総収入に対する割合（出典：Bloomberg. CMS: Pharmaceuricals. January 10, 2003）

（三）の会社の中でも、アムジェンの資本力は六兆三〇〇〇億円と大きいのですが、アムジェンとジェネンテック（一兆八〇〇〇億円）を除く他の六社の資本力は合計三兆五〇〇〇億円で（表14）、投資家から見ると利益率が悪く投資の対象になりにくいと考えられています。しかし、最先端のバイオテクノロジーを駆使して新薬の開発に専念しているので、時にはヒット商品の出てくる可能性もあります［6］。

研究開発費

新薬を生み出すための開発費は年々増加しています（図11）。総収入に対する研究開発費の比率は、一九八七年の八・五％（三八〇〇億円）から、二〇〇一年には一二・七％に増加しています。さらに総収入の増加に連結しているので実際には二兆二〇〇〇億円が使われていました。

なぜこれほど開発費が増えてきたのか原因は定かではありませんが、各製薬会社が生活習慣病の薬で大ヒットを狙っていることは確かでしょう。また、今まで特許があり経営を助けていた糖尿病や高脂血症の経口治療薬がジェネリックに替わる時期にきていることも、新薬の開発に力をそそぐ理由だと思われます。

□ブロックバスター・プロダクツ

売り上げが五億ドルを超えた大ヒット商品は「ブロックバスター・プロダクツ」と呼ばれ、大手の十大製薬会社はどこもこれを持っています。アメリカに本拠を置く九つの製薬会社では二〇〇一年にはブロックバ

[6] アムジェンの商品 Epogen は遺伝子組み換え技術を使ってつくられており、造血組織を刺激して赤血球を産生するため貧血の治療に使われます。慢性腎不全の患者や、HIVで薬物治療を受けている患者、あるいは抗がん化学療法を受けている患者は造血機能に問題が出てくるので、この薬による恩恵はかなりのものです。Enbrel も遺伝子組み換え技術によってつくられた薬で、急性のリウマチ性関節炎の特効薬です。ジェネンテックも同じように遺伝子組み換え技術を使い多くの有益な薬剤を作っています。Activase は血液の凝固機能に作用して血管内の凝固物を溶解するので、急性心筋梗塞、肺動脈栓塞、急性虚血性脳血栓などに使われています。

ファイザーのリストラ

二〇〇七年一月二二日、アメリカ最大の製薬会社ファイザーは、二〇〇八年末までに全従業員の二〇％にあたる一万人の削減、米国内の工場や研究所計五カ所の閉鎖などの大規模なリストラ策を発表しました。これにより二四〇〇億円のコスト削減を目指すとしています。

この背景には、ブロックバスター・プロダクツを含む主力商品の特許期限切れが迫っていて、ジェネリックとの競争による大幅な収益悪化が懸念されていることがあるようです。同社の日本法人も、国内唯一の研究所である中央研究所の閉鎖と、現在約三〇〇〇人いるMR（医療情報担当者）の削減を含むリストラを計画しています。

スター・プロダクツが売り上げの七〇％を占めていました。新薬の開発から認可までには平均一二〜一五年かかりますから、こうした大ヒット商品が彼らの虎の子の財産なのです。

支出と純益

二〇〇一年の分析によりますと、大手製薬会社は総売上に対し薬剤の生産に三〇％、研究開発に一三％、会社の宣伝・広告そして運営のために三一％をついやし、税金やその他の出費を除いた残りの純益は二〇％でした。大手の会社はだいたいどこも同じような運営をしています。

バイオテクノロジーを使っている会社はそれぞれの経営内容のばらつきが大きく一概にはいえないのですが、一般的に大手の会社より研究開発に経費を割り当てているようです。ちなみにアムジェンとジェネンテックの純益率はそれぞれ三二％、二五％と高い数字になっていますが、この分野はハイリスク・ハイリターンの色彩が濃いので、どうころぶかは予測が難しいと思います。

粗利益

総売上から売上原価（製薬会社の場合は薬剤を作るためのコスト）を差し引いた額を、粗利益と呼びます。粗利益の総売上に対する割合を調べますと、大手製薬会社ではこの一五年間で六二％から七〇％に伸びています。

その理由としては、製造過程のコストダウン、薬剤価格の上昇、商品価値の高い薬剤へのシフトなどが考えられます。要するに経済性のある薬剤、すなわち前述のブロックバスター・プロダクツへ集中しているのです。

ジェネリックの製薬会社の場合は、売上が少ないぶん製造コストの割合が高くなるため粗利益が低くなっていますが、低価格の薬剤を大手の薬剤に競合して販売して目玉商品への侵略を図っています。

バイオテクノロジーの会社は、大手のように売上の七〇%を大ヒット商品でまかなえるほどには経営が安定していません。

販売、宣伝・広告、運営費用

大手製薬会社はその総売上の平均三一%をこれらに使っています。毎年多少の上下はありますが三〇～三三%に安定しています。同じ年、バイオテクノロジーの会社は二八%、ジェネリックの会社は一五%を使っていました。

ジェネリックの会社の場合は広告や宣伝を大々的に行う必要がありません。それよりも、大手と競合した部分で特許をめぐっての法律的な出費が必要になります。総売上が少ないのでこれらの出費は大きな比率を占めてしまいます。

販売促進活動

大手製薬会社の販売促進活動は、消費者に向けての広告宣伝（Direct to Consumer Advertising）、医者に対する広告・説明（Physician Advertising / Detailing）、試供品の配布（Free Drug Sample）の三つに分けられます。

販売促進のために製薬会社が使っている費用は上昇を続けていて、一九九六〜二〇〇〇年の五年間で三二・九％も宣伝費用が増えています。二〇〇一年には、販売促進費として一兆九〇〇〇億円が使われています。その大きな要因として、一九九七年にＦＤＡがテレビやラジオを通じての薬の宣伝を許可したことで直接消費者に向けた宣伝がかなり増えたことがあげられます。

ちなみに、二〇〇〇年の報告によりますと、処方せんによって投与される薬剤の中で販売促進に最も多額の費用が使われたのは抗炎症剤 Vioxx で一六〇億円［7］、第二位は胃十二指腸潰瘍薬の Prilosec で一〇〇億円、そして第一〇位までの合計は二四〇〇億円でした。

前述のようにアメリカでは患者の薬代の自己負担分が大きいので、医者からタダでもらえる試供品は患者にとってはありがたいものです。これを製薬会社の側から見ると、のちのち患者が入院したときに同じ薬を使ってもらえるかもしれませんし、オフィスの医者が同じ薬を処方してくれることも期待できます。

試供品の次に製薬会社が売り上げのために使う経費は、直接、医者に対する教育のためです。自社の薬剤の宣伝をする派遣員を医者のオフィスや病院に送りこみます。新薬の販売の際は特に力を入れ、病院内で講習会を開いたり、レストランなどで説明会を催したりしています。

二〇〇二年、アメリカ医師会と大手製薬会社の団体は自発的に職業上の倫理規定を作りました。それまでは販売促進をお願いするために旅行に招待したり、アメリカンフットボールのチケットを贈ったり、ガソリン券を配ったり、接待ゴルフをやったりしていましたが、それらを自発的に辞めたのです。

［7］一位の Vioxx は第4章で述べたように心臓への副作用で医事紛争になっている薬で、当然販売も中止されています。巨額の費用を使ったのに販売中止になってその上裁判というのでは、経営陣は頭をかかえていることでしょう。

医者の生涯教育（CME）の大切さについては第2章で述べましたが、製薬会社はCMEのスポンサーになることもあります。二〇〇一年にCMEのために使われたお金は一二〇〇億円で、そのうち四八％の五七〇億円が製薬会社や医療機器メーカーの寄付によっています。さらに、大きな学会などの展示までも含めると六七％、七七〇億円にものぼります[8]。

[8] CMEの内容は第三者によって計画され、厳しく中立性が保たれるようにしています。製薬会社は講演の演者の選択にも話の内容にも立ち入ることができません。

第6章

日本の医療の将来

これまでの章ではアメリカ医療の現状を中心に述べてきました。さまざまな問題点はあるものの、アメリカの医療の仕組みから学ぶものは数多くあります。医者の質、専門医制度、病院の質、それを監視しながら質を維持していく仕組みなどです。しかし経済面で学んだように、医療の質の維持に無理がきている現実があり、大統領選挙に向けての候補者たちの政見発表でも医療政策は国内問題の第一になっています。この章ではアメリカの良い点や問題点を参考にしながら、日本の医療の将来について考えてみましょう。なお、以下にさまざまな改革案を提示していますが、それらはもちろん私見・私案であり、その良否は読者の判断におまかせいたします。

その1　日本の医者づくり、病院づくりの問題点と解決策

■医者の教育・訓練制度に関する問題

医療の対象は人間です。医者の人間性が医療に反映してきますから、医者には常識や他者を思いやる心、そして高い教養が要求されます。

受験戦争の弊害

ゆとり教育の弊害があちこちで論じられています。小学校入試から大学受験に至るまで日本の子供たちは受験のために記憶力が試されます。特に○×式のテストは考える力を養成しません。

医学を学ぶためには、生物学はもちろん、化学や物理学についてもある程度の知識を持っていないと、日

進月歩の医療の変化についていけません。しかし、ゆとり教育のために受験科目数が減らされているので、高校で生物を履修しなくても医学部に入れてしまいますし、物理、化学、あるいは地学にいたっては言うに及ばずです。

さらに驚くべきことに、分数の掛け算や割り算のできない大学生もいるのです。

〈静脈血栓症の患者に抗凝固剤ヘパリンの点滴治療をすることになりました。使用する自動点滴投与装置は一五滴で一mlになるように設定されています。いま五〇〇mlの生理食塩水に一万単位のヘパリンを加えた溶液を作りました。患者に毎時八〇〇単位のヘパリンを投与するには自動投与装置を毎分何滴に設定したらよいでしょうか？〉

これはただの分数計算ですから小学生でも正解することは可能なのですが、こういう計算ができずに患者の命にかかわった例が実際に日本の大学病院で起こっているのです。

医学教育の問題

日本の医学教育は六年制です。最初の二年間は一般教養を修める時期なのですが、教養課程を学部として統括しているのは東京大学（教養学部）だけです。その東京大学でも、専門課程を早くから始めたいので教養課程を圧縮あるいは削減したいという要望が強いそうです。

アメリカではアート・アンド・サイエンスと呼ぶカレッジでの教育が大切であり、アメリカ人の一般教養の基礎を作っています。カレッジで学ぶのは「情報としての知識を収集すること、そしてそれを理解し他の人と討論する作業」であり、そのために膨大な読書量が要求され、他の人を説得させる技術を体験させられます。医学校はカレッジを卒業した後に学ぶ職業学校であり、専門の技術を習得する場です。

しかし日本では、医者になるという目的意識を十分に持たず、偏差値のみで医学部への入学が決まっています。読書力や物ごとを深く考える力も確立されておらず、自己表現力を養成する機会もアメリカの教育のようにはありません。医者となるための基礎となるさまざまな教養の勉強を十分にしないまま医学教育に入ります。さらに、医学教育が始まっても、一般的にアメリカの学生と比較してその学力ははるかに劣ります。

加えて臨床実習も、アメリカの医学教育の目的である「ひとりで患者を診られる医者を作る」という点からすると、かなりお粗末です。そして国家試験というペーパーテストの勉強に追われ、しかも合格率が非常に低い医学部も少なくありません。

ようやく医学部を卒業し国家試験に合格しても、医者になる準備ができていないというところは、アメリカの学生との大きな違いです。近年、新しい卒後臨床研修制度が導入されましたが、アメリカのような共通の卒後教育カリキュラムが作られていません。

医者の数は足りないのか

こうして医学部を卒業する学生の数を調べてみました。医師一〇〇〇人あたりの学生の数は一九八五年の四五人から二〇〇〇年には三〇・五人と減少、二〇〇四年は二九・一人となっています。同じ二〇〇四年にカナダでは二五・八人、フランス一七・五人、イタリア二七・四人、アメリカ二六・五人、ドイツは二〇〇一年のデータしかありませんが二五・八人と、どこも日本より少ないのです。日本より多いのは社会福祉国家としての医療政策をとっているイギリス三四・六人、デンマーク四〇人、オーストラリア三二・一人などで、現在の医師数を基準にすると、新しく医者になる人の割合は、日本が極端に低いわけではありません。

ところが医者の総数はどうでしょう。日本には約二七万人の医者がいます。二〇〇四年の調べですが人口一〇〇〇人あたりの医者の数は日本は二・〇人でした。カナダ二・一人、フランス三・四人、ドイツ三・四人、イタリア四・二人、イギリス二・三人、アメリカ二・四人と日本よりも多く、この統計をとったOECD三〇カ国中日本は二七位で、日本より医者の密度の低いのは韓国、トルコ、メキシコだけでした。統計の取り方が異なるので正確に比較することはできませんが、日本の医者の数は人口に比して明らかに足りず、それが日本の医療に影響を与えているのは間違いありません。もっと医学生の数を増やし、医師の総数を増加させる必要があるのです。

研修制度とその問題点

二〇〇四年に義務化された新医師臨床研修制度が導入されました。それまでは医学部を卒業すると大部分の学生は大学の医局の中に組み込まれていました。それが新人の医者を二年間研修医として全国の研修指定病院に配属させたのです〈マッチングプログラムの導入〉。初年度の二〇〇四年には登録者のうち四二一六人が大学病院、三七八四人が臨床研修病院にマッチされました。比率でいえば五二・七%対四七・三%です。大学病院と臨床研修病院の研修医の比は、その後二〇〇五年に四八・三%対五一・七%〈三九一六人対四一八四人〉、二〇〇六年に四八・八%対五一・二%〈三九四六人対四一四八人〉と大学病院で研修する医者は半分以下になってしまいました。若い下働きが半分になり、その研修医を指導するための人材も確保しなければならなくなった大学の医局では、関連病院に派遣していた医者を引き上げるところも多く、それが全国の医者の不足問題に大きく発展したのです。

国は研修制度に十分な財源を確保しませんでした。経費も給与もすべて込みで月十数万円程度の経済補助を行い、研修医の給与は各施設に任せてしまいました。特に大学では研修医にその経済補助のほんの一部しか給料として支払っていません。しかも研修医のアルバイトは禁止されています。

研修の内容も指導体制も施設によりまちまちです。研修医は各科をローテーションすると、将来の選択肢として産科、小児科、脳神経外科のような労働条件が悪くしかも医療訴訟のリスクもある科を避け、皮膚科や眼科などを選ぶ傾向が出ています。さらに後期研修と称し専門医への道を研修病院で選ぶことができるので、研修医の大学離れ、医局離れが進んでいます。研修病院側も待遇を良くし、将来の医者確保に熱が入っています。

医者をしばる医局制度

以前は大学の医局に属している医者の多くが無給の医局員で、アルバイトで生活していました。彼らは自分の将来を医局の教授に託し、その命令に従わなければならなかったのです。彼らは研究にも従事し、特に後述の博士号を授与されるまでは艱難辛苦、決して「ノー」とは言えない状況にありました。この徒弟制度のような仕組みが日本独特の医局制度と呼ばれたものです。前述の新研修医制度の導入は医局の体制を変えつつあります。大学で働く人員の確保のために、関連病院から医局員を引き上げたところも多くみられました。後述する学会専門医制度の導入により否応なしに大学で働かざるを得ないようにしたり、依然として残っている博士号の提供と引き替えに、大学では医局員確保に躍起となっています。しかし現実には博士号がなくても、また学会専門医にならなくても、独立し開業を志向する若手の医者が増えているという状況があります。一般開業医として無理をせず仕事をしていればある程度の収入は得られるので、勤務医として働くよりも経済的にも体力的にも楽な選択をする医者が続出しているのです。

日本特有の「医学博士」

日本の医者の称号の特殊なものに、「医学博士」というアメリカには存在しないものがあります。その医者の医学知識にも経験にもまったく関係ないにもかかわらず、この称号を持っている医者は持っていない医者より一段上であるような錯覚を国民に与えていたのです。

アメリカではカレッジを卒業すると学士の称号が与えられます。その後、専門課程としての医学校を卒業するとMDの称号が、研究の専門課程を修了するとアカデミックな称号である博士号のPhDが授けられます。PhDを取るには多くの場合五年とか一〇年とか長い年数がかかります。片手間の研究で手に入る日本の医学博士号とは、同じ博士号でもまったく質が異なるのです。

極端に言えば臨床の医者としての実力とはまったく無関係のこの日本の医学博士号は、百害あって一利なしです。単に医局制度を維持し、教授の権益を強め、無給の医師群を囲い込む手段になっていたのです。最近では博士号離れの声も聞きますが、博士号なしに医学部の教授になるのはほぼ不可能でしょう。

医者の実力を反映しない専門医制度

日本の専門医制度は各学会がそれぞれ勝手に作っています。実際のところ、学会認定の専門医だからといって必ずしも実力が伴っているわけではありません。その上、一人でいくつもの専門医になっている医者もいます。

それでも、専門医を育成するための組織的な訓練制度が確立されていて、専門医の質の維持とその人数の確保がきちんと行われているのであればいいのですが、そういうこともなく、中には学会の単なる収入源となってしまっているものもあります。これでは国民が信頼を寄せることのできる医療のレベルは期待できません。

開業医であっても勤務医であっても、日本の医者は専門医としての標準化された訓練を受けているわけではないので、各医者の持っている知識、技量と経験には大きな差があります。患者としてはどの医者を選ぶかに命がかかっていますが、学会認定の専門医であっても、医学博士を標榜していても、臨床医としての実力を計ることはできません。

アメリカにおける全米卒後医学教育認定協会（ＡＣＧＭＥ）下の専門医制度については第1章で述べました。私の例でいえば、外科のレジデントをしている間に、見るべきものは見て、やるべきことはやり、あとは経験を積み重ねるだけという状態で訓練を終え、専門医の試験を受けました。その後十年ごとに試験を受けて専門医としての認定を延長しています。

日本専門医制評価・認定機構

日本専門医制評価・認定機構が二〇〇八年三月二五日に社団法人として認可されました（前身の「日本専門医認定制機構」は二〇〇二年一二月設立）。現在、日本医学会の一〇二の分科会のうち六七の学会が認定医、専門医、指導医などを称する専門医制を導入しています。学会相互の協力、連携を図り社会に信頼される専門医制度の確立、専門医の育成と認定を謳っています。しかし日本の学会の本質が変わらなければ学会専門医制は日本の医療問題の解決にはなりません。日本の学会の現状は、次のようなものです。

（一）研究発表の場であり、論文の質より発表された論文の数を積み重ねる場となっている。

（二）大学教授の権力構造の一部として、彼らの最終目的が大きな学会の会長になることである。

（三）その学会を大きくするために会員の数をとにかく増やすこと、そして学会の認定する専門医の数を増やすことが目的になっている。

（四）教育に対する取り組みはせいぜい筆記試験を行うレベルで、臨床訓練を評価する学会専門医制を取っているところは少ない。ましてや日本全体の医療のあり方まで踏まえた上での専門医制度に対する取り組みが欠けている。

（五）認定医、専門医、指導医の受験料、交付料、更新料は莫大な額になり、毎年確実に入ってくる非常に魅力的な財源となっている。

このような状況では、現在の日本の学会専門医制の集合団体である日本専門医制評価・認定機構は、日本の医療問題の解決に役立っていません。日本での専門医制度の導入は必須ですが、それには後述（二四四頁）するように、第三者による専門医認定組織を学会からまったく切り離して作る必要があります。そうす

ることにより必要な専門医の数を確保し、それを全国的に配分することが可能になります。（一九頁参照）

長時間労働と低い収入

いま日本では三〇代から四〇代の医者が開業しています。この世代の勤務医の収入は開業医と比べて極端に低い上に、仕事量は多く、当直明けの日勤、外勤、研究や論文発表にも時間を使わなければなりません。アメリカではたいてい三〇過ぎまでに専門医になることができますが、日本の同世代の医者は、アメリカであれば専門医になるための教育や訓練にあてられる大切な時間を、研究と外勤に費しています。こういう環境であれば実力がともなってこないのは当然で、しかも、ひとたび医療過誤の問題に直面すればマスコミの槍玉にあげられ、警察の事情聴取を受けなければならない場合も出てきます。

こうした毎日に嫌気がさして同僚がひとり、またひとりと去っていくと、当直も含め仕事量はさらに増えます。その結果、もう疲れた、教授にはなれそうもない、子供の進学にお金がかかる、金儲けに専念しよう、この歳になって手術の経験もあまりないし開業して内視鏡や超音波の検査でもやろう、というふうになっていくのです。

日本の開業医の平均収入はアメリカの家庭医や内科・小児科医と比べるとはるかに多いのです。一方、日本の勤務医は、病院での仕事の忙しさに比べその収入は開業医の半分以下です。勤務医が続々と開業医になっている事実は、国民にはほとんど知られていません。疲れ果てた勤務医が病院から消えていくことで残りの勤務医にしわ寄せが行き、事情をさらに悪化させています。

■病院をめぐるシステムの問題

病院の監視機構の質

アメリカには約五〇〇〇の病院がありますが、日本は人口がアメリカの半分なのに倍の九〇〇〇近くの病院があります。これだけの数の病院を対象にその医療の質を監視するのは容易なことではありません。

医療を金儲けの手段のひとつと考えるアメリカでも、提供する医療の質を維持することには特別な注意を払っています。それは、ＪＣＡＨＯ（第3章参照）が目を光らせているからです。長い年月をかけて各医療施設内にその調査に対応できる委員会を設け、それに対応したマニュアルがあり、定期的な報告書の作成があり、医者から事務員に至るまでその重要性を理解しています。

日本にもＪＣＡＨＯをまねて作られた「財団法人日本医療機能評価機構」という組織があります。しかし、その活動の質はＪＣＡＨＯとはとても比較できません。しかも調査費は高額で、日本の市中病院にはそんな大金は払う経済的な余裕はありません。アメリカでは調査に五〇〇万円くらいかかりますが、病院の規模も異なるし病院の安全対策に大切な機能も果たしています。二〇〇七年一〇月一日現在、日本の全病院八八九二中二三九九の病院がこの評価機構の認定を受けています。必要に迫られて認定を受けても、病院の医療の質の向上に結びついているのか疑問視する声もあります。

病院の役割の未分化

医療の形には救急医療、急性期医療、慢性期医療、老人介護医療、リハビリテーション、ホスピス・ケアなどがあります。日本の病院の多くはそのすべてのレベルのケアを混ぜ合わせて行っています。

アメリカではオンラインの救急医療センターの医者が患者の状態によってどのレベルのERに患者を搬送するかを決めます（第3、4章参照）。日本の場合は、夜間の救急患者を専門でない当直の医者が診る可能性があります。仮にCTを撮っても、誰がいつ読影し診断を下し治療に結びつけるかは定かではありません。

急性期医療の場合、同じ病棟にいろいろな患者がいます。外科病棟でも手術前の患者、術直後の患者、十分に回復し帰宅が可能であるにもかかわらず「もう少し元気になるまでいさせてください」という患者、術後の合併症で重篤な感染症を起こしていたり耐性菌の治療を受けている患者など、さまざまです。このように、ケアのレベルの異なる患者を同じ病棟に入院させていると、ナースに余分な負担がかかり、医療過誤を引き起こす元になります。

日本の急性期病床の数は人口一〇〇〇人に対し二〇〇二年が八・九床、二〇〇四年が八・四床でした。OECDの統計の得られた二九か国中最多でした。ちなみにカナダ二・九床、フランス三・八床、ドイツ六・四床、イタリア三・四床、イギリス三・二床、アメリカ二・八床でした。

平均在院日数は、アメリカでは五日以内です。日本では最も短い施設でも一四・五日で、三〇日を超えるところが普通です。しかし、病院に二週間以上滞在すると手術後の感染症発生率が三倍になるというデータもありますから、退院の適応があればできるだけ早く退院させ、あるいはその必要に応じてリハビリテーション施設や長期医療施設、あるいはホスピスに移すことが望ましいのです。アメリカの場合、病床数が少なくても安全に退院させられる適応を決め、退院後の患者のケアを用意し、早期退院により病床の回転率を良くしています。病棟ではナースを始めとする医療従事者が、集中的に効率よく救急・急性期の患者の治療に専念できるのです。

医師の偏在――産科・小児科ケアの問題

日本の医者の数が非常に少ないことは前にも述べました。日本には約二七万人の医者がいますが、日本医師会に登録されている医者は一六万四〇〇〇人です。一般の開業医八万四五〇〇人〔五一・五％〕、勤務医七万九五〇〇人〔四八・五％〕です。また、一一万人の日本医師会に属していない医者がいます。彼らは勤務医で医師会に入っていないか、研究に従事しているか、一時的に出産・育児あるいは病気などで休業している、などが考えられます。働く環境が原因で復職しない医者もいます。これらの医師が多くの場合、急性期の医療に定期的に従事していないと考えますと、日本の医師不足がより問題になってきます。さらに地域差の問題もあります。最近の産科・小児科などの専門医の不足は、単に医師の数や偏在といった点だけが問題なのではなく、もっと複雑なものなのです。

最近、日本にはきれいな病室を整え、おいしい食事ができる、至れり尽くせりの産科専門病院があり、このようなサービスを売り物にしていますが、アメリカにはそういった産科単独の病院はありません。というのも、出産・分娩は医療過誤のリスクの最も高い領域だからです。

アメリカでは普通の病院に産科の専門病棟があり、新生児室が完備され、新生児集中治療室もあります。分娩の際には麻酔専門医がいて、必要ならば硬膜外麻酔をしますし、難産の場合は直ちに帝王切開に切り替えられます。常に小児科専門医が分娩室に入り、新生児の診察を分娩室で行います。そして、母子ともに元気であれば、たいていは分娩後二、三日で退院してしまいます。

しかし日本にあるような産科専門病院で、このような医学的に完備したケアができるかどうかは疑問です。個人病院で産科に従事する医者やナースを二四時間確保するのは大変です。日本産科婦人科学会の会員数が一万五五〇〇人です。それに対しアメリカ産婦人科学会会員数は四万九〇〇〇人で、その大部分が臨床の専門医であり、それを専門として働いています。人口をアメリカの半分としても、日本では一万人近く産科の医者が少ないのです。

しかし最近問題になっている妊婦の「たらいまわし」は、医者の数だけによるのではないようです。救急搬送されながら病院への受け入れを一回以上断られた妊婦は二〇〇六年の報告で二六六八人いました。受け入れられなかった理由は、容態が重くて対応ができないなどの「処置困難」が一三〇六人（二六・六％）、そして妊婦検診を一度も受けておらずかかりつけ医がいない「初診」の例が一四八人（三％）もいました。医者の数が足りないだけが問題なのではありません。お産に対する医療システムと患者としての責任も問題なのです。産科医に定期的に診察を受け計画的な分娩をすれば、救急車を要請する必要はないのです。

ナースに関する問題——数、質、偏在

日本におけるナースの問題を考えてみましょう。（一）ナースの数が足りない、（二）ナースの質が低く教育訓練に問題がある、（三）ナースの収入が低い、（四）ナースの社会的地位が低い、などがあげられます。

二〇〇二年の統計では日本のナースの絶対数は人口一〇〇〇人あたり七・八人でした。アメリカ七・九、イギリス八・九、カナダ九・四、ドイツ九・六人より少ないですが、フランス七・一、イタリア五・四人より多いぐらいです。日本のナースの八五・七％が病院勤務です。アメリカでもナース不足は問題ですが、日本の場合は特に深刻です。日本の急性期病床数は世界の国々と比較すると二〜三倍になっていて、異常です。厚生労働省はナースが一人あたり受け持つ病床数を決めて、ナースの充足率で診療報酬に差をつけよう

としました。しかしこれは病院間にナースの争奪戦を引き起こし、各病院のナース確保をさらに困難にしました。日本で患者を病院に長く滞在させるのは、多すぎる病床数を満たす必要があるからでもあります。病床数が多すぎるのですから、それを満たすナースの数が足りなくなるのは当然です。アメリカのようにほかの専門の医療療法士や手伝いの助手がいないので、ナースは多くの雑用もこなさなければならず、必要な看護に集中できないという事情もあります。ナースの仕事量もストレスもよけい多くなります。働く環境が悪く辞めていくナースも多いのです。

その上、アメリカとは看護学校の教育や実習にも大きな差があります。日米のナースの質の違いは高校卒業生と四年制の大学卒業生の差なのです。アメリカではナースの専門化が進んでいて、知識も技術も高度な水準が要求されていることは第3章（六三頁）で述べました。日本ではナイチンゲールの精神が強調される一方で、十分な教育や訓練がほどこされていないことが、医療事故の大きな原因のひとつとなっています。

医療の安全とコスト

医療をできるだけ安全に行うためには検査や治療が不可欠ですが、過剰になる可能性があります。その結果、コストが肥大化する危険性もあります。しかし、合併症の発生を抑え、医療事故を防ぐことはコストの削減につながるのです。日帰り手術が増えてもそれによって医療事故が増えることはありません。

合併症や医療事故を防ぐには問題なく退院できる患者は退院させることが大切であり、退院の適応があれば病院にいないほうが患者にとっては安全なのです。

入院の必要な患者を何週間も何か月も待たせ手術前に時間を無駄にすることは患者の命にかかわり、コストの増加よりももっと大きな問題です。

さらに収入も社会的な地位も彼我で大きな差があります。

そのアメリカでも深夜勤務、週末勤務、エイズ病棟勤務などのようなたいへんな仕事は黒人、メキシコ人やフィリピン人などに押し付けています。日本での医療従事者の都市集中化は、社会環境、経済事情、働く環境などが要因ですので解決は困難ですが、それが向上しなければ医療問題も解決できません。小さい子供などの扶養家族のいるナースの働きやすい場を提供できるように考える必要があります。アメリカの大きな病院には院内に託児所があります。また、看護大学の設置・増設をすること、それを全国的に配分し一貫した高度の医療と看護の体制を作ることはナースの質を高める上には必須の要件です。

日本看護協会がナースに求めている「ナイチンゲール精神」と「ヒューマニティ」は医療従事者全員に必要です。しかし、それだけではなく、ナースには高い医学知識と経験が要求されてしかるべきです。高度の知識と経験を持ったナースの存在は医療現場における安全と適切な医療に欠かせません。このようなナースは医療において一段と重い責任を持つことができ、プライドが向上し、さらに社会的地位や収入の上昇にもつながっていきます。

以上、日本の医療の問題点について述べてきました。しかし単なる批判では建設的ではありません。そこで患者の立場に立った良い医者づくり、病院づくりを考えてみたいと思います。以下はそのためのひとつの提案です。

■医学教育・訓練制度の改革

医学部入学者の選抜

ゆとり教育の弊害で理科系の科目を高校で履修していない生徒が増えているのが現状です。このような状況では、まず、医学部に入る学生の選抜から考え直していかないといけません。必要な素養を欠いた学生に医学教育を与えるのは不適切といわざるをえません。

まず医学部に入学したら、教養課程で一般教養、科学の基礎、外国語、統計学等を学習し、その課程を修了した学生を対象に全国一律の医学部入学資格試験を行います。医学部以外の学生でも、それぞれの教養課程において生物学や統計学といった一定の必須科目を修めていれば受験できるようにします。

さらに各医学部は、この試験の合格者に面接と小論文テストを行い、医学部三年（基礎医学課程）に進める学生を選びます。

医学部入学資格試験の不合格者と各医学部の選抜試験に落ちた学生は、浪人するか、他学部（あるいは元々の学部）の専門課程に移ることになります。

この方法は時間がかかりますし大学の負担も大きいですが、勉強する習慣のある学生、基礎学力のある学生を選抜できれば、それに続く医学教育や卒後の臨床訓練がスムーズに行えるようになります。

臨床と関連づけた基礎医学教育

ほとんどの医学生は臨床医としての道に進みますから、解剖学、薬理学、病理学などの基礎医学を勉強する際も、常に実際の医療を頭に置いた教育が必要です。

アメリカには、早期から実際に患者を受け持たせ、その治療を行いながら基礎医学を学ぶカリキュラムを作っているところもあります（第1章参照）。

臨床教育の充実

第1章で述べたとおり、アメリカの医学教育の目的は「ひとりで患者を診られる医者を作る」ことですから、日常よく遭遇する疾患の診療を、実際に患者を受け持たせて学ばせます。研修医や専門医訓練医の監視と指導のもと、学生に次から次へと患者を受け持たせていけば、その経験が必ず将来の役に立ちます。

しかし、日本では平均在院日数が長いので病床の回転率が悪く、学生が実際に経験する症例が少なすぎます。アメリカのように第一次国家試験に合格した学生に臨床を行えるようにすることは、日本では法律的に問題が少なくないと思いますが、十分な臨床経験をさせるために効果的な学習方法を考えなければなりません。

そこで、定期的に（できれば毎日）、勉強会を義務づけるのはどうでしょうか。各学生に仲間の学生の教育をさせるのです。この勉強会では書いたものを読み上げることを禁じます。資料を参加者全員に配布し、学生は要約して説明します。一人が一〇分ずつ毎日五人、という具合に行います。この方法は、記憶の訓練とともに、他者に説明をする訓練になり、のちに患者や家族、他の医療従事者とコミュニケーションをとるときにも役立ちます。

外科系では、日常的な外科疾患の鑑別診断を学び、将来、外科以外の専門医になっても自分の患者の外科系疾患を見逃すことなく外科医に紹介できるよう訓練し、必要な処置を開始する勉強もします。点滴、胃管、導尿、採血などを経験し、麻酔ではシミュレーションを使った挿管の経験や腰痛麻酔の経験もつめば、将来、へき地診療にたずさわる際にも役立ちます。また、ナースと一緒に高度救急心肺蘇生術のACLSも学びます。

□精神科の勉強

日本の精神医療は、いまだにドイツ型の「患者の隔離」を主としています。統合失調症や躁うつ病の患者は隔離病棟に入院させられ、病状が安定すれば帰宅を許されますが、その実態は「社会復帰」というより「自宅隔離」です。このような環境では、だれもが精神科の受診を控えるようになりますし、家族全体で隠すようにもなります。

現代のように複雑な社会では、ストレスに対応できない人・できにくい人がいてもおかしくありませんし、実際に大勢いるのです[1]。したがって、医学教育や研修期間中にこうした人々の診療法を学び、専門医としての訓練中も定期的に精神医療の講義を受けることを必須としなければなりません。生涯教育（CME）としては、年に一回一日集中的にやれば十分だと思います。

□救急部へのローテーション

救急部へのローテーションも医学教育時、研修時、そして内科や外科などの専門医の訓練中にも、それぞれのレベルで行う必要があります。しかし、日本には救急の教育訓練を十分に行える大学病院がありませ

［1］アメリカでは、殺人志向、自殺志向、薬物やアルコール中毒の患者は精神病棟に強制入院させ専門家に治療させるが、そこに至る前に患者の診療を開始することが大切である。二〇〇七年春にバージニア工科大学で韓国系学生が三〇人以上を射殺するという事件があったが、結果的に精神に問題をかかえる学生に対するカウンセリングが不十分であったと反省されている。

ん。医学生や研修医が学ばなければならない一次救急や二次救急の場ではなく、すでに選別された患者が来る三次救急施設ばかりなのです。学生がローテーションすべき救急施設はすべての患者を受け入れる施設でなければなりません。そこで、大学病院では救急患者の受け入れを拒否してはいけないことにします。患者の救急度、重篤度により必要な処置だけ済ませて帰宅させるか、必要な専門の病棟に入院させ専門医による治療を開始するか、外科医が緊急で手術をするか、重篤な疾患でＩＣＵに入院させるかなどの判断を学習させます。その振り分けをトリアージと呼びますが、救急医療で最も大切な要素なのです。

小児の救急、産科の救急、精神科の救急、そして内科系と外科系の救急の基礎は、医者の誰もが知らねばならないことです。その基礎があれば、へき地の診療所でも地方の市中病院などで医者の数が十分でない場合でも、ほかの医者と交代で救急医療を提供する体制が作れます。

□開業医へのローテーション

アメリカで行われている家庭医へのローテーションのように、日本でも開業医の診療所での研修を義務づけます。「そのようなローテーションをしても学ぶことはない」と言う人がいるかもしれませんが、毎日大勢の患者を診察している開業医から学ぶものはたくさんあるはずです。

また、若い学生が自分の診療所に来て勉強することは開業医にとっても励みになりますし、学生に教えることで自分も学んでいけば、それは医療全体の底上げにつながると考えます。

国家試験は二回実施

アメリカでは、基礎医学を学んでいる間にＵＳＭＬＥ-Ｉに合格しなければ臨床に進めません（第1章参照)。日本でも同様の第一次国家試験を行い、ふるいにかけるべきでしょう。第二次国家試験は、臨床の勉強をしている期間中はいつでも受けられるようにします。

各大学はそれぞれのカリキュラムを作りますが、学生は臨床各科の試験に合格しなければ医学部を卒業できなくします。と同時に、その各科ごとの単位の取得は自分の大学でなくてもかまわないことにします。たとえば、A大学の学生がB大学で外科の単位をとれるようにするのです。

研修医教育のあり方

医学生の教育を厳しくすれば医学部卒業後の研修医の修練は楽になり、幅の広いしかも密度の高い実地研修が可能になります。

研修医制度を作ったが教育カリキュラムがないといわれています。しかし、最良の教師は患者であることを忘れてはいけません。研修医は医学生に患者を受け持たせて一緒に診察し一緒に診療計画を立てます。その過程の中で、患者の必要としている領域の専門医に指導を受けることにより、経験を積んだ専門医から高度の知識と治療法を学ぶのです。

研修医は自分の将来を外科系、内科系などに決めローテーションの選択をします。たとえば、将来一般開業医を志す場合は、ひとりで患者を診られ、一次救急や分娩もできる医者になれるコースを選択します。

開業医以外の専門を志望する研修医の大きな問題は専門医制度です。いくら自分の専攻したい領域を重点的に勉強しても、知識も経験も不足なのはアメリカのレジデントを経た専門医と比べれば一目瞭然です。充実した専門医養成システムが日本にも必要でしょう。

専門医制度の確立

充実した専門医の養成のためには次のような制度が考えられます。

（一）学会による専門医制度から独立した専門医を養成するための組織を作ります。「日本専門医養成協会」とでも名づけましょう。アメリカのＡＣＧＭＥ（Accreditation Council for Graduate Medical Education、第1章参照）に相当します。

（二）アメリカのレジデント制度にあるようなカリキュラムの作成をします。

（三）日本の医療を行うのに必要な各専門領域の人数をアメリカのマッチングプログラムと同じように割り出します。

（四）訓練施設の受け入れ体制を整備し、指導体制と経済援助の面から確立します。

（五）各施設のそれぞれの専門分野の受け入れ可能な人数の振り分けを行います。

アメリカでは一九世紀末にウィリアム・ハルステッドが信頼できる専門医作りの必要性を提唱して以来、着実に作り上げられたレジデント制度があります。日本の場合はアメリカから数十年遅れているのですから、簡単にはいきません。日本医学会傘下の学会専門医制度の問題点は前にも述べました（二三二頁）。日本の医療のためには、十分に訓練を受けた専門医がそれぞれの専門分野で必要な人数だけ、あらゆる地域に満遍なく配置されるような制度を作らなければなりません。医療の全領域にわたって分野ごとの専門医がいる研修施設を全国に分散して配置すれば将来の地域医療の助けになります。実際には各領域の実力のある医者たちが中心となり国民の医療の観点からこの専門医養成協会を運営していかなければなりません。

専門医制度の導入に伴い、現在のような医療費の総額一括払い制度は、（一）医療施設への支払い、と

（二）医者の提供した技術料への支払い、の二つに分けなければなりません。これについては後述します（二五八頁）。

生涯教育の義務づけ

アメリカではすべての医者が年間最低二〇時間以上の生涯教育（ＣＭＥ）を受けるように義務づけられています。日本でもすべての医者にＣＭＥを義務づけ、履行しない医者は保険指定医の資格を一時停止するというような罰則を設けてはどうでしょうか。専門学会への参加もＣＭＥに含めることができるようにし、ＣＭＥに参加するための経費、自発的な教育活動にかかる経費は税金の控除対象にします。

しかし、これが厚生労働省の主導によってなされてはいけません。ＣＭＥへの参加は医者の自発的な努力により、専門医としての資格、病院の勤務医としての資格を維持するために行われるべきです。

■医療施設の改革――標準化と再編

前述のように（二三三頁）、日本の病院システムの問題点としては、

（一）病院の数が多く、しかも規模も運営母体もさまざまであり、医療の標準化を行って病院の質を維持するのが困難である

（二）種々のレベルの医療が同じ病棟で行われている

（三）診療や教育にあたる人員が少ない

などがあげられます。

こうした問題を解消する方法として、すべての病院システムの一般開業医への開放を行ってはどうでしょうか。アメリカのように病院は資格のある医者と契約をし、開業医でも自分の患者をそれらの病院に入院させることができるようにします。病院専属のスタッフとチームを組んで医学生や研修医と一緒に診療のできる組織を作るのです。アメリカの開業医の大部分は、自分の医院で診察した患者に入院治療の必要があると認めたときはオープン化された病院に入院させ、ほかの専門医とチームを組み総合的に治療しています。

大学病院や他の研修病院をオープン化しても、これまで長い間ぬるま湯につかり勉強せずにきた一部の開業医が、すぐにその機会を使うようになるかどうかは疑問です。大部分は契約すらしないかもしれません。しかし、いま私たちがなすべきことは、若くてエネルギーのある開業医が継続して良い医療を提供できる環境をつくることなのです。

大学病院の役割

現在、日本の全都道府県に最低一つの医学部があり、その付属病院があります。各大学病院の使命は教育や訓練が第一ですが、同時にその地域での最高レベルの医療を提供することにもあります。

膵臓や肝臓の切除、食道がんの治療、心臓のバイパス手術などは、症例数の多寡が患者の予後に影響します。同時に、手術以外の治療も組み合わせる必要があり、最新の高価な設備も必要となります。高いレベルの訓練を受けたナースや他の医療従事者も必要になります。

したがって、先端医療や高度集中医療の必要性が認められる患者のみを大学病院に入院させるようにし、日常的な疾患の治療は他の国公立病院や私立病院にゆだねることにしましょう。また、オープン化された大学病院には、専門医として認定を受けている医者の誰もが自分の患者を入院させることができるようにし、希望すればその治療に参加できるようにもします。

大学病院での高度先進医療の治療が終わり、日常的な急性期治療・慢性期治療のレベルになれば、患者を自分の家に近い一般病院に転院させます。高度医療のための大学病院のベッドの回転率を良くするためです。ですから、術前の診断や検査も検査センターや一般病院で行うようにします。

「お客様病棟」と「特別ファンド」

日本には、有名な医者に治療してもらえるなら高額の謝礼など問題でないという患者さんもいます。そのような患者向けに大学病院の中に「お客様病棟」とでも呼ぶ特別病棟を作り、日常的な治療であっても希望する教授などに治療してもらえるようにしてはどうでしょうか。ただしその代価として、これまで習慣として存在していた教授などへの謝礼の代わりに一律五〇万円とか、あるいは入院期間によって一〇〇万円、二〇〇万円などの額を患者に支払ってもらいましょう。

このお金は「大学病院特別ファンド」とでもいうべき仕組みをつくり、そこに入金します。大学病院はファンド運営委員会をつくり、その認可のもとにこの資金を適宜使えるようにします。臨床研究や技術開発の助成金としてもよいでしょうし、学生や研修医の教育・訓練に使ってもよいでしょう。いずれにしろ、個人のポケットに入れてはなりません。

国公立病院の役割

国公立病院の役割は、日常的な疾患の治療と、医学生、研修医、専門医訓練生の実地教育、研修です。症例数が十分に満たされ、施設として十分な機能が認められれば、高度先進医療の症例も扱えるようにします。大学病院と同様にオープン化して近在の開業医も自分の患者を入院させることができるようになれば、人手不足も解消できます。

急性期の治療が終われば早期に退院させて、患者と医者の近くにある一般病院へ転院させます。術前の診断や検査は検査センターや近所の病院で行うことにより、ベッドの回転率を上げるようにします。

中小病院の再編

診療所や病院を経営する医者は借金をして設備投資をしているので、その返済のために次々と患者を診なければなりません。過剰な設備投資は医療費を増やすのみならず、検査技師不足や診断専門医の不足をまねき、医療の質にも問題を起こします。したがって、数の多すぎる中小個人病院の再編は医療の質や経済の面から避けて通れないことです。

日本医師会は傘下の地方医師会に属する中小病院の再編を真剣に考えなければなりません。日本医師会には大きな力を発揮できる日本医師会総合政策研究機構（日医総研）があります。経営の専門家も含めた組織をつくり、各病院の資産の評価をして、統廃合に際し第三者の中立な考えを導入します。社団法人日本病院協会と呼ばれる組織もあります。良い知恵を借りましょう。

統廃合に際しいくつかの個人病院を存続させ、設備と医療の質の向上を図りましょう。これらの医療施設は組織的に地域の医師会会員による共同経営に移行させます。小さい病院はリハビリ施設、日帰り手術・検査センター、ホスピス、慢性治療施設などに転換させます。地域の医師会会員は、自分の患者のためにこれらの施設を自由に利用できるようにします。

こうした再編により、ひとりひとりの医者の収入は減るかもしれませんが、提供できる医療が向上する、経営のために悩むことが少なくなり個人の自由時間ができる、CMEなどの教育や若手医師の研修の手助けも可能になる、という大きな見返りがあります。

地域によって医療事情が異なっていますから、この再編は少しずつ進めていかなければならないでしょう。まずは東京近県から始めてみるのがよいのではないかと考えます。

その2　日本における医療過誤の問題点と解決策

医療過誤については第4章で詳しく述べましたが、ここで日本の事情について考察してみたいと思います。

■日本における医事紛争の特徴

自分に行われる医療に対する患者の関心が低い

第4章で、医療に直接関係しない理由による医療過誤について言及しました。アメリカでの訴えの九〇%以上において、医療を提供する側と患者側との間に意思の疎通を欠いていました。日本では、医者がていねいに説明しても、「私は素人でわかりませんから先生におまかせします」というたぐいの返事がしばしば聞かれます。

たしかに、重篤な病気や複雑な病状がある場合には人間の思考能力は低下します。しかし、医者に下駄をあずけておいて、結果が悪いときだけ医者を責めるというのは、筋の通らないことです。

また、一〇〇％安全な、完全な医療は存在しないのにもかかわらず、医療に過大な期待を寄せ、治せないのは医者の腕が悪いからだとか、ミスをしたからだとか考える人も後をたちません。産科の医者が足りないという話の中に「患者のたらいまわし」がありました（二三六頁）。二〇〇四年に産科医が裁判に訴えられた件数〔医師一〇〇〇人あたり〕は一一・八件で、他の診療科に比べ群を抜いていました。妊婦が産科医によって定期的に診察を受け計画的に分娩を行えば、救急車で搬送される必要もなく、病院をたらいまわしにされることもありません。特に高齢初産のようなリスクの高いお産が増加している中で、患者の権利ばかりを主張し、患者としての義務を怠り「医療ミスでしょ。訴えてやるから」では医者と患者の関係に齟齬をきたしているわけです。それに加えて、日本のジャーナリズムの医療過誤問題の取り上げ方にも問題があるようです。

民事訴訟の件数が少ない

医者と患者の関係は一種の契約関係にあります。医療における契約は仕事の完成を目的とする報酬請負契約の「結果債務」ではありません。適切な医療行為を行うという「手段債務」の範疇に入ります。もしその医療行為に過失が生じれば契約不履行となり、その不法行為は損害賠償請求権を成立させます。

日本では民事で医療過誤の訴えを起こす人はアメリカに比べて問題にならないほど少なく、二〇〇三年には九八七件でした。日本では訴えを起こした患者の側に立証責任があります。一般の裁判では地方裁判所で結審に至るまで通常は九・二か月であるのに対し、医事裁判では三四・六か月もかかっています。医療訴訟での最大の問題点は、争点の内容があまりにも専門すぎ、専門家の鑑定が必要になるために判決まで時間がかかることです。

刑事事件として扱われる事例が増加している

医学的な理由が争点になるケースで、原告側の弁護士が民事訴訟を有利に進め、賠償金を引き上げる目的で、刑事事件として告訴する件数が増えています。多くの医療施設はこの段階で医療過誤の是非を争うことを躊躇します。

日本の刑法三八条によると、過失は原則として罪にならないと考えられています。その例外のひとつに、判断の難しい刑法二一一条の業務上過失致死傷罪があります。

医師法二一条には「医師は、死体又は妊娠四月以上の死産児を検案して異常があると認めたときは、二四時間以内に所轄警察に届け出なければならない」とあります。日本法医学会はそのガイドラインの中で、診療行為による異状死までも警察への報告義務ありと拡大解釈しました（一九九四年）。それを根拠に警察が医師法違反事件として取り扱うようになったのです。

医療事故の調査体制が不十分

現在、医療過誤や事故の調査は各病院内の事故調査委員会、厚生労働省、日本医療機能評価機構、警察庁などで行われていると考えられています。ところが、日本の病院内での調査はほとんどないに等しく、厚生労働省はまったくその機能を果たしていませんし、医療機能評価機構の調査報告は統計報告で終わっています。これでは医療事故の改善のために十分なものとはいえません。

扇情的なジャーナリズム

病院の院長などの管理責任者が頭を下げている姿は、マスコミに取り上げられやすいし、そういう映像や写真は、判官びいきの日本的心情からすれば一般受けしやすいのかもしれません。しかし管理責任者が頭を下げ、謝るだけではその医療過誤問題の争点、すなわち患者の受けた治療の内容の是非の判断を誤らせてしまう危険性もあります。医療事故の当事者や関係者、あるいは専門家による症例の客観的な分析は将来の事故防止に大切なことなのです。

■ヒューマンエラーと医療過誤

医療における異常とは、通常の医療で期待される医療、すなわち標準の医療を行っても常に遭遇する偏差であり、医療の結果は偏差によって決まってくるのです。

人間の行動は常に正しいわけではありませんから、エラーも起こってきます。そのエラーは意図的になされたものではありません。医療施設は患者のために存在し、医療従事者は善意の人であり、意図的にエラーをおかしたのではありません。

人間工学という研究領域があります。この分野では、「ヒューマンエラーは原因ではなく誘発された結果であり、システムの問題である」といわれています。飛行機のパイロットの安全管理も同じですが、医療の場合は安全管理のための誘発要因の種類とその数が多く、エラーが起こった際の防護壁が弱いので事故につながるのです。

たとえば薬の誤投与事件が起きたとき、間違いをおかした当人を責めるだけでは問題の解決にはなりません。これはシステムとしての安全管理の問題であり、エラーが発生する「確率」をいかに下げるか、が取り組むべき課題なのです。

誤投薬にしても、コンピューターを使えば安心というわけではありません、その入力時にミスが起こる可能性だってあります。でも、もしそのコンピューターに患者のデータが入っていたとしたらどうでしょう。病名に「糖尿病」がないのに血糖降下剤の処方がされたら警告信号が表示されるはずです。システムの整備により間違いの確率を下げることは可能なのです。

■明らかなミスによる出来事と、まったくミスとは関係ない出来事とを区別する

医者は患者に対して、医者としてのベストを尽くすことを約束しますが、その結果が一〇〇%良いことまでは保証していません。なぜならそれは不可能であり、どれほど慎重にぬかりなく医療を行っても、患者や家族の望みどおりにはならないこともあるからです。

「〝絶対に〟問題は起こらないと約束できないかぎり患者に指一本ふれるな」、というのであれば、鎮痛剤

ひとつ処方できませんし、傷口をひと針だって縫えません。

もちろん、明らかな不注意などにより標準の医療からはずれてしまい、患者に望ましくない事態が生じてしまうこともあります。医療過誤です。しかし、そういうミスと、医学の不確実性によりもたらされる不可避な事態とを、しっかり区別しなければいけません。この区別が、一般の人においてはもちろん、司法においても確立されていないため、マスコミによる病院叩きが起こったり、医者が刑事裁判で有罪にされてしまったりするのです。

医者は患者にとって一番良いと考える治療法を選びます。しかし、結果は良い場合ばかりではありません。別の選択をしたほうが良かったかもしれませんし、ほかの患者であったら同じ治療をしても問題がなかったかもしれません。医者はその時点で最善と信じる方法を選択したのであり、患者を苦しめるような結果を引き起こす選択をしたつもりはないのです。

■鑑定人の問題

アメリカの裁判制度については第4章に述べましたが、アメリカにおける専門家証人（expert witness）と、日本における鑑定人には大きな違いがあります。

日本の鑑定人は多くの場合は大学教授が選ばれますが［2］、その鑑定の仕方は千差万別です。事案の是非

［2］アメリカの専門家証人は必ずしもその道の権威が選ばれるのではない。筆者が証言を行った経験では、宣誓をした後、「州の医師免許を保有し」「その事案の領域の専門医としての資格を現在有し」「現役として臨床に従事していること」を述べれば、証言する資格を有すると認められる。

についても、自らが権威者であるので他の医者のやったことに対しては批判的になります。逆に、同業者の医者に対して無意識のうちに好意的に対応するかもしれません。特に大学医局の同窓である場合はそれが露骨になることが実際にあります。

鑑定にあたっては、推測の余地をなくし中立の立場で、(一) 標準の医療から外れた治療が行われたか、(二) 患者の身体に異常が起こったか、(三) そこに因果関係があるか、を患者のカルテから判断しなければなりません。

■日本の医事紛争問題の解決への提案

このような問題を解決するためには、まず、一般社会への適切な啓蒙が大切であることは論を待ちません。医療の本質を理解させ、医療過誤問題を正しい形で国民に伝達することが何より大切です。

医事紛争の処理・解決にあたっては、その知識と経験のある者がその任に当たるべきだと思います。医療の専門家で構成される医事紛争調停委員会・調停所のような組織を設置し、感情を交えずに医療過誤の判断をさせます。いわば海難審判庁や公正取引委員会のような立場です。アメリカの陪審制度は医事紛争になじみません。感情の入る余地が多すぎ、一般の人には公平な審査が不可能です。その上、時間もお金もかかりすぎます。同様に、日本で導入される裁判員制度も、医事紛争に関するかぎりは、ふさわしくないでしょう。

医療機関からの過失・過誤の報告は、それに関与した医療従事者の名前を出さずに匿名で医療過誤委員会に届けられるべきです[3]。医療機関によって自発的に行われるのが望ましいのですが、時には患者の側から訴えることもあるでしょう。調査は、前項で述べたように過失の事実の確認と、その結果の身体の異常、そしてそれらの因果関係に及びます。

医事紛争調停委員会は毎年、全審理例の総括をします。統計の発表と同時に、そこから学ぶことの多い判例集を作ります。

日本の医師全員に対しCMEの一環として同委員会主催の講習会への参加を義務づけます。大きな学会や地方医師会には調停委員になる資格のある人が必ずいるはずで、そのような講習会を開催することは不可能ではありません。

日本の医者は病歴をきちんと書くことから始める必要があります。診療において正確な記録は大切です。電子カルテの導入も医療の質と安全の面から役に立つと思いますが、個人情報の秘匿に関して将来問題の起こる可能性を懸念しなければなりません。

その3 医療経済の面から見る医療改革

『医療の崩壊』とか『病院の倒産』といったタイトルの本が続々出版されていますが、表面的な報道に踊らされている国民の多くは、その根底に潜む問題の認識がありません。ここで医療費の問題、経済の面から将来の医療を考えましょう。これまではアメリカの医療の良い点を日本に導入する方向で話を進めてきまし

[3] スウェーデンには無過失補償制度があり、これは被害者が訴えなくても医療過誤の報告に基づき公平な救済をすることを意図して設置された。

たが、アメリカの医療もマネージド・ケアの影響で最近さまざまな問題が起こっています。大統領選の際のディベートや、大統領が年頭に行う一般教書演説にも医療問題が大きく取り上げられています。

■医療費の対GDP比を増やす

医者の養成のために制度を変え、若いうちに実力をつけた専門医が輩出したとしても、医療過誤は起こります。病院ごとにその被害を最小限にくい止める体制をつくり、医療事故が発生した際に医療従事者がいかに対応するかの教育や訓練を施して医療の安全を達成・維持していくのには多額の費用がかかります。アメリカのJCAHOの調査費が高額でも、医療施設にとってみれば見返りとなる標準医療、安全医療、患者の納得する医療がその指導によって達成されていますから、JCAHOの勧告に従うという体制ができています。病院の再編を提言した意味は、医療の集中化を図ることにより、その施設に応じたレベルの医療のみを行うことができ、安全な医療を提供しながら医療にかかる費用を無駄なく使うことを可能にしようとするところにあります。

医者の数を増やしレベルの高い専門医をつくることも、日本の医療を安全に行うのには重要です。それには医学生の数を増やさねばなりません。費用がかかります。医者の数が増えればそれだけ医療費も増えると厚生労働省は反対しています。医者が増えれば競争が起こり、開業医の収入が減ると医師会は反対しています。ナースの教育・訓練に関しても同じです。もっとナースの数を増やすと同時に高いレベルのナースを育て、さらにはナースを含めた医療従事者が働きやすい環境づくりを行わなければなりません。

第5章でも述べましたが、先進国の医療費はGDPのおよそ一〇%であり、日本は現在医療に使っている費用をもう少し上乗せする必要があります。良い医療を維持するにはお金がかかります。「金は出さないけど、一〇〇%安全な医療をしろ」というのは無理な相談です。

■診療報酬制の改革

前述（二四六頁）のような病院のオープン化を可能にするためには、すべての医者が自分の提供した医療に対する技術料を請求するという診療報酬制にしなければなりません。現在の方式では、医療にかかるすべての経費が一括して医療施設に支払われます。それを将来は二つに分けます。まず病院施設での経費に対しては、施設使用料およびサービス料として医療機関へ支払いを行います。医者にはその行った医療行為に対して技術料としての診療報酬が払われるようにします。それが大学教授であろうと開業医であろうと技術料として同等にします。

これまでの医療機関に対する一括払いでは、医療の中身を検討することがありませんでした。この場合、経費の節約を目標にすると医療の安全性がおろそかになりがちです。たとえば医療の質を内部から支えている麻酔医、放射線診断医、病理診断医などの、ただでさえ数の少ない医者の雇用を減らせば、いい加減な医療を引き起こします。医療施設に対する使用料・サービス料としての支払いと、医者の診療に対する技術料は分けるべきです。その際、アメリカ式の病名や治療方法のコード化のマニュアルは利用する価値があり、それに対応した技術料の設定は容易です。

病院への支払いは前述したＤＲＧ（第5章、一九三頁）で救急と急性期の医療費は換算できます。慢性期治療やリハビリテーション、ホスピスの出費に対する支払い体系は新しく考えましょう。

国民健康保険
健康保険：組合と協会けんぽ
共済組合
その他：船員・日雇い・生活保護など

表 15　日本の国民皆保険制度

乳幼児医療費助成：地方自治体が行っている
労働災害補償保険：全額事業主負担、業務上の怪我や業務を原因とする病気に対して
傷病手当金や高額医療費の付加給付：一部の健康保険で適応
自立支援医療制度：更生医療　18 歳以上の身体障害者手帳を有するもの
　　　　　　　　　育成医療　18 歳未満の身体障害者
　　　　　　　　　精神障害者通院治療の公的負担
小児慢性疾患治療研究事業
特定疾患治療研究事業：難病治療
養育医療の給付：未熟児の養育医療
生活保護世帯の医療扶助

表 16　日本の医療分野での「公的保障」

■健康保険の一元化

医療に対する出費に対してはさまざまな形で、最終的にはすべて国民が払っていることは再三述べてきました。（一）税金から公費として、（二）公的医療保険を通じて、（三）残りは自己負担として払っているのです。日本の国民皆保険制度では表15のように全国民が何らかの公的医療保険に加入しています。

さらに「公的保障」という形で、表16のような経済的な保障もあります。

それでも実際にかかった医療費の自己負担は三割になりました。多額の出費が懸念されるでしょうが、患者の所得区分により決められた自己負担上限額を超えたような場合には、その部分の自己負担は一%で済み、残りの二九%分は「高額療養費制度」が適用され後日払い戻されます。

このように日本の国民皆保険制度とそれに付随した公的医療保障の仕組みはかなり充実した社会福祉型の医療システムといえると思います。

民間医療保険がさまざまの形で売られています。これは公的保険とはまったく性格を異にした「営利目的の商品」なのです。アメリカをはじめとする民間保険会社が日本でこれらの医療保険を売っていることは、テレビのCMなどでよく知られています。「入っていれば安心」が強調され、「健康なうちに医療保険の一つぐらいは入っていたほうがいい」気分にさせられます。被保険者の支払う保険料は、入院や手術の際に給付される部分である「純保険料」に宣伝費や保険会社の経費・利益なども含めた「付加保険料」を足したものです。保険会社は利益をあげるのが最大の目的ですから、会社によっては保険料の半分以上が付加保険料のこともあります。利益をあげるために保険会社はさまざまな手段を講じて給付を抑制するようにしています。「告知義務と契約の解除」「入院給付金の支払われない場合の設定」などがそれにあたります。「がん保険」のように年をとってがんになった場合に備えてと思って加入しても、「本人へのがんの告知」や「代理請求の可能性」などの条項で給付が受けられない場合もあります。検査入院や人間ドック、正常な出産、生活習慣病の教育入院、などは多くの場合除外されますし、本人の故意、重大な過失、薬物の依存などによる入院は適用外です。ですから、民間保険に加入する場合はしっかり商品を見る目を養う必要があります。給付を受ける際も問題が起きる可能性を考えに入れなければならず、問題解決は感情でなく契約内容でなされることを頭に置かなければなりません。

アメリカの保険会社が日本進出で真に意図しているのはこのような小さな契約ではありません。日本の公的保険の崩壊を待っているのです。日本の公的保険にはそれぞれの経済基盤に大きな差があります。国民健康保険では保険料未払いの人が増加しています。高度医療の必要な高齢者の増加がそれを助長し、財源が枯渇しつつあります。組合健保や共済組合のような働く環境の良い健康な被保険者の多い保険に比べると、中小企業を対象とする協会けんぽでは対象となる会社自体の経済事情も悪く、またそこで働く環境も悪いために生活習慣病などの問題を抱える被保険者も多く、さらにはリストラされた高齢者が働いている場合もあるなど、さまざまな原因で収支のバランスは赤字体質です。

アメリカの保険会社は、日本の国民皆保険制度が崩壊し政府が公的保険業務を民間に下請けに出すのを今か今かと待っています。アメリカに比べ小額といっても日本でも医療に毎年三〇兆円のお金が使われているのですから、それを一部でも自由にしマネージド・ケアにすれば、保険会社の経営者やその協力者の懐には大きな儲けがころがりこんでくるでしょう。アメリカの営利保険会社の実際の医療への還元率は七〇％で、非営利会社のカイザーでは九二％でした。この差が営利保険会社の経営者の利益を膨らませたのです（第5章）。小泉元首相らが提案する医療の民営化、自由化とは、このような市場原理主義の導入なのです。

アメリカのＨＭＯの仕組みで理解されるように、医療保険会社は出費を抑えることにより利益をあげています。不必要な検査や治療をしないことは大切ですが、マネージド・ケアでは必要な診断・治療の拒否につながっています。

最近、私がアメリカで遭遇した症例です。大腿の悪性脂肪肉腫の根治手術後三年目の定期検査でＭＲＩを指示したところ保険会社が拒否しました。ＨＭＯ専属の医者はその代わりとして単純Ｘ線検査を指示しましたが、その信頼度はお話にならないもので、一九六〇年代の医療レベルです。ところが患者の弁護士がＨＭＯへクレームをつけると一時間後にＯＫが出ました。ＭＲＩの代わりに単純Ｘ線検査ですませば、ＨＭＯは一〇万円以上儲けが出ます。別の例では、肝臓癌で術後四年目の患者の左肺の上葉に〇・八㎝の影が見つかったので、胸腔鏡下切除を申請したのですがＯＫしません。患者の弁護士が介入し、手術の許可が下りました。結果は悪性の腫瘍でした。なぜこの患者たちに弁護士が必要だったのでしょう。弁護士費用は電話一本でも最低一～二万円はかかっています。その出費は患者が自腹を切ったのです。

保険料として払うにしろ、税金あるいは自己負担で払うにしろ、すべての医療費は国民が払っているということを忘れてはいけません。弁護士を雇って保険会社と争うマネージド・ケアは日本人の国民性にはなじみません。医療に対する出費はアメリカ型ではなく福祉国家型が望ましいと思います。現在の日本の国民皆保険制度を壊さないようにしましょう。それには一元化された非営利型の保険制度の導入が必須です。

■在院日数を短くする

救急・急性期の医療費を下げるのに最も効果のある方法は、在院日数を抑えることです。現在三〇日以上の在院日数は一〇日以内に抑えることが可能です。

まず緊急以外の外科手術前の入院を認めないようにします。術前の検査は検査センターで行います。退院の適応があれば患者は自宅に戻るか、慢性病治療センターか、リハビリセンターか、ホスピスへ移します。きちんとした患者の入院治療の適応、退院の適応に則して行えば、不必要な長期間の入院より患者の安全、医療の安全の面からも有益です。

もし一人の患者の入院期間が二〇日減れば、一日二〇万円かかるとしても四〇〇万円の節約が可能です。入院患者の総数が一〇〇万人であれば四兆円にもなります。

■薬剤への出費を減らす

薬剤への出費は日本の総医療費の二五％も占めています。賢い薬の使い方が医者にも患者にも要求されます。

たとえば、手術後に抗生物質を長期投与しても感染症の発生を余計に抑えることはできません。その上、耐性菌も発生し、無駄なお金を使うだけでなく、より危険なのです。

また、ジェネリック（第5章参照）を使うことで、大幅にコストを下げることができます。日本ではジェネリックの使用率が非常に低いので、医者と患者の両者に意識改革の必要があります。

■ボランティアの活用

少子高齢化社会である日本においては、介護とホスピス・ケアは今後の医療問題としてますます重要な位置を占めてきます。

介護用、リハビリ用、ホスピス用の施設では、医療そのものよりも、話しかける、話の聞き手になる、一緒に散歩をするなどの活動の重要性が高くなります。ですから、一八歳から六五歳までの人に介護活動ができるように講習を行い、ボランティア活動を組織してはどうでしょう。「お手伝い活動協会」などという名称の団体はいかがでしょうか。

将来このようなボランティア活動に参加する予備軍の教育はもっと大切です。中高生の頃から介護、救急蘇生、水難救助訓練を教育の一環として義務づけ、訓練証を発行して毎年更新させます。医療を医療従事者のみで行うのは不可能です。患者の家族や一般の人の協力がなくては将来の医療は成り立たなくなっています。

ボランティアという無償の行為を受けることに対し心苦しさを感じる人もいますから、最低賃金を支払うのも一案でしょう。そのような場合その活動は各家族単位での義務制にするしかありません。それではボランテイアの概念から外れてしまいますが。お金はあるが時間のない人もいます。そういう人には二四時間従事した場合の金額に協力金を足して支払ってもらい、「お手伝い活動協会」の運営基金に繰り入れることにしましょう。

■不要な延命措置を避ける

終末期医療のあり方は、医療の問題だけでなく、倫理問題や法律問題などが混在し、簡単ではありません。その上、最近ではホスピス・ケアの適応は、がんの末期のみでなく重症の心肺不全や肝不全にも広がってきています。

もし自分が心肺停止を起こしたら不必要な延命措置を行わないでほしい（DNR=Do Not Resuscitate）という意志を、生前に文書「リビング・ウィル（Living Will）」［4］にしておくことが勧められます。というのも、植物状態の人を単に延命させることは現代の医療技術をもってすれば十分可能ですが、その費用は国民の税金から支払われるからです。

介護が必要となる前に年金の受給者は全員リビング・ウィルを作り、もしその作成を拒否した場合は、延

［4］アメリカの病院では、入院する患者がDNRの要望を持っているか否かを確認し、それがあればコピーをカルテに添付する。

命措置の費用は保険の適用外とし全額を家族が負担する、というようにするしかないと思います。

これがつらい決断であることはよくわかります。しかし、アメリカであれば三カ月延命すると一億円かかります。日本の場合はそこまではいかないでしょうが、それでも相当の金額になるはずです。生命に対する尊厳と社会資源の節約との間で、われわれは妥協しなければならないのです。

＊＊＊

以上見てきたように、日本の医療にはとても多くの問題が内在しています。しかし、国民はそのすべてに気づいているわけではありませんし、個々の医者や行政など責任ある人々がそれらを積極的に知らせようともしていません。これでは、日本の医療が根本的に瓦解寸前であるという危機感など持てるはずもありません。

現在着々と進んでいる「医療改悪」によって日本の医療が様変わりしてしまったとき、笑うのは患者でもなければ医者でもありません。アメリカの医療保険会社をはじめとする私利私欲にまみれた巨大企業の経営者たちだけなのです。

私がここで提案したことのほとんどは、現在の日本の社会では実現不可能かもしれません。しかし、いま変えなければ、いま変革の方向を修正しなければ、日本の医療は本当に崩壊してしまうのです。

■た行

■な行

■は行

■か行

■さ行

索　引

著者プロフィール

北浜昭夫《きたはまあきお》

1941 年東京生まれ。
1966 年東京大学医学部卒業。インターン闘争・東大紛争時，東大附属病院自主研修医。1968 年国立がんセンター外科勤務。1972 年渡米。ルイジアナ州チューレン大学でレジデント終了後，同大学外科・生理学教室勤務。腹腔鏡下胆嚢摘出術をルイジアナ州で初めて行う（1989 年），日本外科学会にてわが国で初めて報告（1990 年）。そのほか卒後教育，医療過誤，医療経済問題について日本外科学会・日本臨床外科学会，医師会，大学，病院，裁判所などで講演。
著書：『世界のベスト医療を作る』（共著）「名医はいらない 日本の医療が変わるとき」（はる書房，1999）。『医の原点第 1 集』（共著）「米国の医療過誤対策と日本の医療」（金原出版，2002）
現在：米国外科専門医。米国外科学会上級会員。元チューレン大学医学部臨床外科教授。獨協医科大学医学部特任教授。杏林大学医学部客員教授。大船中央病院特別顧問。

よみがえれ医療

――アメリカの経験から学ぶもの

定価はカバーに表示

2008 年 9 月 26 日　初版第 1 刷発行
2011 年 8 月 29 日　初版第 2 刷発行

著　者　北浜昭夫

発　行　株式会社 みみずく舎
〒169-0073
東京都新宿区百人町 1-22-23 新宿ノモスビル 2F
TEL：03-5330-2585　FAX：03-5330-2587

発　売　株式会社 医学評論社
〒169-0073
東京都新宿区百人町 1-22-23 新宿ノモスビル 4F
TEL：03-5330-2441（代）　FAX：03-5389-6452
http://www.igakuhyoronsha.co.jp/

印刷・製本：大日本法令印刷　／　装丁：薬師神デザイン研究所

ISBN 978-4-87211-898-8　C0047